LA LUMINOTHÉRAPIE

Jean-Pierre Couwenbergh

LA LUMINOTHÉRAPIE

EYROLLES

Éditions Eyrolles
61, bd Saint-Germain
75240 Paris Cedex 05
www.editions-eyrolles.com

Mise en pages : Istria

SOMMAIRE

AVANT-PROPOS

« Ne voit la lumière que celui qui est éclairé. »

Réda Hadjouti

Il n'y a pas de vie sur Terre sans la lumière qui nous vient du soleil. Elle nous nourrit, nous permet de grandir et d'être en bonne santé. Cette lumière qui nous parvient sous forme d'énergie rayonnante comprend aussi l'ensemble des couleurs omniprésentes dans notre environnement, dont l'influence sur notre forme et notre humeur n'est plus à démontrer. Si la lumière exerce une influence sur nos émotions, elle joue également un rôle au niveau de notre santé. On redécouvre ainsi aujourd'hui l'usage et les bienfaits de l'art de soigner par la lumière, largement pratiqué dans l'Antiquité.

Plutôt que de subir les effets de la lumière, il faut apprendre à s'en servir, car ses bénéfices peuvent être considérables pour toutes les facettes de notre vie : amélioration de notre cadre de vie, connaissance de soi et des autres, amélioration de notre forme physique et aide à la guérison en cas de maladie, etc. Ce livre a donc l'objectif de vous faire découvrir les multiples facettes de la lumière dans une optique de recherche du bien-être. Pour en faciliter la lecture, on l'a divisé en trois parties qui peuvent être abordées séparément.

La première partie traite de la santé par la lumière. Elle met en avant le rôle joué par la lumière sur la santé depuis des millénaires et décrit les derniers développements en matière de luminothérapie[*1].

La deuxième partie traite de la lumière au service du bien-être. Elle concerne la lumière au quotidien et s'intéresse au cadre de vie

---

1. Les termes suivis d'un astérisque à leur première occurrence sont définis dans le glossaire de fin d'ouvrage (p. 169).

sous toutes ses formes : chez soi, au travail, à l'école, en maison de repos…

La troisième partie concerne l'étude des mécanismes de la lumière et de la couleur, qui lui est intimement liée. Elle a comme objectif de décrire un peu plus en profondeur ces deux notions afin d'aider à mieux les maîtriser. Vous découvrirez ainsi d'où vient la lumière et sous quelles formes, pourquoi la couleur n'existe pas matériellement mais n'est qu'une sensation, pourquoi certaines personnes ne voient pas toutes les couleurs, ou tout simplement pourquoi le ciel est bleu.

LA LUMIÈRE AU SERVICE DE LA SANTÉ

Aucune vie n'est possible sur Terre sans la lumière du soleil. Ses bienfaits sont connus depuis des millénaires et célébrés par toutes les civilisations. Les anciens peuples égyptiens, romains, grecs, ainsi que d'autres civilisations importantes en faisaient un usage thérapeutique important. Ainsi, les Grecs furent les premiers à décrire à la fois la théorie et la pratique de la thérapie solaire.

Héliopolis

La « ville du soleil » était renommée pour ses temples de guérison dans lesquels la lumière solaire était, pour certains traitements, divisée selon ses composants spectraux (couleurs), chaque composant étant utilisé pour un problème médical spécifique.

Plus proche de nous, la première référence directe faite dans la littérature scientifique moderne à l'influence de la lumière du soleil sur la croissance normale des êtres humains se trouve dans le livre *Macrobiotique* rédigé en 1796 par **Christoph W. Hufeland**, médecin allemand. Il écrit :

Même l'être humain devient pâle, mou, apathique, quand il est privé de lumière et perd par la suite toute son énergie vitale, comme le montrent tristement les nombreux exemples de personnes enfermées dans un donjon sombre pendant une longue période[1].

Plus récemment encore, **Albert Szent-Gyorgyi**, prix Nobel de médecine en 1937 pour avoir découvert la vitamine C, a reconnu à quel point la lumière et les couleurs nous affectent. De ses recherches, il a conclu que « toute l'énergie que nous recevons pour notre corps provient du soleil ». Il a observé que, grâce au procédé de photosynthèse, l'énergie du soleil est emmagasinée dans les plantes, qui à leur tour sont mangées par les humains. La digestion et l'assimilation consistent en un transfert, un stockage et une utilisation de cette énergie de la lumière[2].

Ces conclusions furent encore confirmées par **K. Martinek** et **I. V. Berezin** en 1979. Ils découvrirent que la lumière et les couleurs pouvaient jouer un rôle remarquable pour l'efficacité régulatrice de certains systèmes d'enzymes dans l'activité biologique du corps, et en particulier que certaines couleurs de la lumière pouvaient stimuler des enzymes spécifiques du corps et les rendre jusqu'à 500 % plus efficaces[3].

En 1991, le docteur **Jacob Liberman**, pionnier de l'usage thérapeutique de la lumière et de la couleur, conclut dans son ouvrage *Light, Medecine of The Future* que le corps humain est véritablement une cellule photovivante activée par la lumière solaire. Il ajoute :

Puisque la lumière est reconnue comme ayant un effet profond sur le vivant et puisque notre perception de la lumière se fait par l'intermédiaire des yeux, il semble évident que la fonction des yeux ne soit pas uniquement de « voir »[4].

CHAPITRE 1

LUMIÈRE ET SANTÉ

Au programme

- La lumière, source de vie
- La vie, une question de rythmes
- L'horloge biologique*
- Lumière et rythmes biologiques

La lumière, source de vie

Notre existence est intimement liée à la lumière : nous ne pouvons littéralement pas vivre sans elle. Élément essentiel, générateur de vie sur Terre, elle représente une partie indéniable de notre vécu quotidien et nous influence du point de vue physiologique et psychologique.

Contrairement à ce que l'on pourrait croire, la lumière perçue par nos yeux ne sert pas uniquement à la vision mais a également un rôle de régulateur de l'horloge biologique du corps par le biais de l'hypothalamus. Celui-ci contrôle le système nerveux et le système endocrinien qui, ensemble, régulent toutes les fonctions biologiques du corps humain. De plus, l'hypothalamus supervise les informations liées à la lumière et les envoie au corps pinéal, lequel les utilise pour informer d'autres organes des conditions lumineuses de l'environnement.

L'importance des fonctions visuelles et non visuelles des yeux mérite une meilleure prise en considération des effets de la lumière naturelle. La plupart des individus sont exposés pendant de nombreuses heures à une lumière artificielle qui n'a pas du tout l'effet nourricier de la lumière du soleil. Selon diverses études, cela pourrait être une cause importante des maladies chroniques dont souffre une partie de plus en plus large de la population.

La carence en lumière : la « mal-illumination »

S'il est courant de parler de la pollution de l'air et de l'eau ainsi que de la malnutrition, il est beaucoup moins fréquent d'évoquer la « mal-illumination ». Ce terme fut inventé par le docteur **John Ott**, pionnier dans l'étude de l'importance de la lumière naturelle, pour caractériser une illumination déséquilibrée, par comparaison avec une alimentation déséquilibrée, et ses effets néfastes sur la santé.

Importance de la lumière naturelle

Depuis les premiers travaux du docteur John Ott, il y a plus de quarante ans, de nombreuses autres études ont montré l'importance de l'éclairage naturel dans la vie de tous les jours. Ainsi, dans le courant des années 1990, plusieurs études comparatives[5] faites dans des établissements scolaires aux États-Unis ont montré que les élèves dans les classes disposant d'un éclairage naturel ont progressé 20 % plus vite aux tests de mathématiques et 26 % plus rapidement aux tests de lecture par rapport aux classes sans lumière naturelle. Similairement, les élèves situés dans les classes avec les surfaces de fenêtre les plus grandes ont progressé 15 % plus vite en mathématiques et 23 % plus vite en lecture.

D'autre part, en 1992, le département de l'Éducation de l'Alberta, au Canada, a conduit une étude[6] sur deux années comprenant quatre sortes différentes de lumière artificielle. L'étude a démontré que les élèves bénéficiant de lumière à spectre complet (type d'éclairage se rapprochant le plus de la lumière naturelle du jour) :

- apprennent plus vite ;
- réussissent mieux ;
- grandissent plus vite ;

- ont un tiers de moins d'absences dues à la maladie ;
- ont deux tiers de moins de caries dentaires.

Limitations de la lumière artificielle

On le verra en détail dans la troisième partie de cet ouvrage : la lumière visible varie entre 400 et 700 nm (nanomètres) de longueur d'onde. Les rayons gamma, les rayons X et les ultraviolets ont une longueur d'onde inférieure à 400 nm, alors que les infrarouges*, les micro-ondes et les ondes radios ont une longueur d'onde supérieure à 700 nm. La lumière du soleil, qui contient ces différentes longueurs d'onde, fournit ainsi un spectre électromagnétique complet sous lequel évolue toute forme de vie sur Terre. Si l'on filtre ce spectre, ce que fait la plupart du temps l'éclairage artificiel, on ne dispose plus du spectre complet et on se trouve face à une illumination déséquilibrée.

Comme le souligne le docteur Jacob Liberman[7], jusqu'en 1879, année où **Thomas Edison** développa l'ampoule de lumière, les gens passaient la plupart de leur temps à l'extérieur et recevaient leur dose quotidienne adéquate de lumière naturelle, plein spectre*.

Pollution lumineuse

Ce terme désigne une présence nocturne anormale ou gênante de lumière, mais aussi les conséquences de l'éclairage artificiel nocturne sur l'écosystème, l'environnement et la santé humaine.

Bien que l'invention d'Edison ait constitué une étape importante dans l'évolution technologique de la société, elle a simultanément créé une situation dans laquelle l'homme a peu à peu perdu le respect du cycle naturel lumière/obscurité. Avec la disponibilité grandissante de l'ampoule de lumière, la vie est devenue progressivement un « événement intérieur », ce qui a dramatiquement diminué la durée d'exposition des gens à la lumière naturelle plein spectre.

La « mal-illumination » peut également avoir des effets sur la vue elle-même. Nous sommes tous conçus avec des yeux qui nous permettent de nous adapter à tous les degrés de luminosité. C'est en particulier la pupille (le trou noir au milieu de l'iris) qui assure cette adaptation : elle se contracte, à l'aide du muscle sphincter, pour devenir toute petite en cas de lumière intense, et se dilate, à l'aide du muscle dilatateur, pour devenir très grande en cas d'absence de lumière. Si nous restons constamment à l'intérieur, nos pupilles demeurent dilatées et ne sont pas stimulées en contraction. Le mouvement contraction/dilatation perd de son dynamisme, ce qui a pour effet de provoquer un éblouissement lors d'une exposition à une lumière plus forte à l'extérieur. Cet éblouissement résulte de la lenteur d'adaptation des pupilles à ce nouveau degré de luminosité. Pour y remédier, nous faisons couramment appel aux lunettes solaires, mais plus nous les portons, moins les pupilles sont stimulées en contraction. Nous entrons ainsi dans un cercle vicieux qu'il est important d'interrompre pour restaurer le fonctionnement naturel des pupilles.

Fig. 1

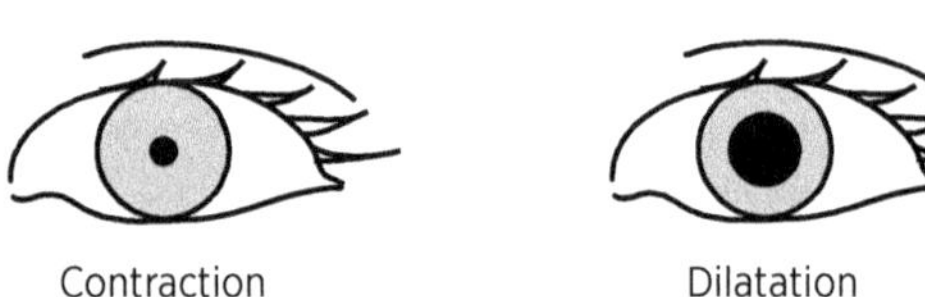

Les remèdes naturels

Plusieurs techniques naturelles existent pour restaurer le fonctionnement naturel des pupilles. Les plus couramment utilisées sont issues de la méthode Bates[8]*. Le docteur **W. H. Bates** (1860-1931), ophtalmologue américain, consacra sa vie à la recherche sur le système visuel, à la théorie de l'accommodation et aux modifications physiologiques des états de stress et d'émotions négatives. Sa méthode consiste à apprendre à mieux se servir de ses yeux afin d'améliorer sa vue sans lunettes. Nous vous proposons ici deux de ces techniques pour améliorer l'adaptation pupillaire.

Technique n° 1 : le cillement des paupières

Le cillement a pour rôle non seulement de lubrifier et de nettoyer l'extérieur du globe oculaire en contact avec l'environnement, mais aussi de permettre à l'œil de disposer d'instants d'obscurité. En effet, pendant le cillement, la lumière gêne moins ou même pas du tout. En revanche, le regard fixe sans cillement sature la rétine quand les pupilles ne font pas leur travail.

Technique n° 2 : le *palming*

De l'anglais *palm* (« paume de la main »), cette technique désigne un geste précis qui permet d'abriter les yeux, de les mettre au repos derrière les paumes des mains. La technique est simple[9] :

- Rapprochez vos doigts et placez-les au milieu du front, de façon que les paumes enserrent le nez et forment une sorte de chambre tiède et noire où les yeux seront parfaitement protégés (fig. 2). Les pouces sont allongés le long de la ligne des tempes.
- Pour être le plus à l'aise possible, installez-vous à une table ou asseyez-vous à cheval sur une chaise afin de pouvoir poser vos coudes sur le dossier, puis croisez vos mains sur vos yeux afin de bloquer complètement toute lumière.
- Fermez les yeux sans exercer aucune pression sur vos globes oculaires.
- Après quelques minutes, enlevez les mains en gardant les yeux fermés. Rouvrez ensuite doucement les yeux en battant des paupières.

Fig. 2

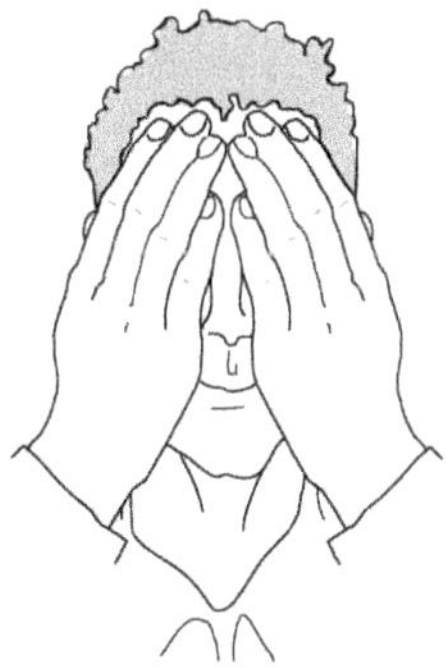

Une personne dotée d'une vision parfaite ne verra que du noir. Si vous voyez des taches de couleur ou des images, il faut vous relaxer davantage.

Nos yeux ont la fâcheuse habitude de ne pas se reposer complètement, même quand ils n'ont rien à faire, même fermés, même pendant le sommeil. Ils dépendent si étroitement de notre mental qu'ils continuent de moduler leur position géométrique et musculaire selon les images qui accompagnent nos pensées, nos rêveries, nos rêves. Il suffit donc d'offrir à nos yeux des images agréables et familières.

Cet exercice peut se faire plusieurs fois de suite jusqu'à l'obtention d'un résultat satisfaisant, à savoir une sensation de détente totale et de bien-être sur les yeux, et même sur tout le corps. Si, lors de l'exercice, vous avez des difficultés à obtenir une vision complètement noire en fermant les yeux, vous pouvez vous aider à « voir du noir » en fixant un objet noir placé près de vous. Il conviendra de bien le regarder et de pratiquer ensuite à nouveau le *palming* en vous souvenant du noir de l'objet.

La méthode Bates va bien sûr au-delà du problème des pupilles, car elle apporte un remède aux problèmes de myopie (on voit mal de loin), d'astigmatisme (on voit indistinctement à n'importe quelle distance), d'hypermétropie (on voit mal de près), de presbytie (on a des difficultés à mettre au point, en particulier de près), de strabisme (un œil ne s'aligne pas avec l'autre, il y a vision double ou monoculaire).

Des stages sont régulièrement organisés dans différents pays européens pour s'initier à la méthode Bates (voir annexes).

La vie, une question de rythmes

Des rythmes divers et omniprésents

Tous les êtres vivants, végétaux, animaux ou humains, sont soumis à des rythmes biologiques, c'est-à-dire à des phénomènes biologiques qui se répètent à intervalles réguliers dans le temps. Certains de ces rythmes nous paraissent évidents : cycle cardiaque, alternance quotidienne de l'état de veille et de sommeil, reproduction, migration saisonnière, etc. D'autres variations périodiques nous sont révélées par des analyses scientifiques ; c'est le cas par exemple de la variation de la température corporelle de l'homme.

La vie n'est ainsi qu'une question de rythmes, comme le décrit parfaitement **Albert Goldbeter** dans son ouvrage *La Vie oscillatoire*[10]. Et ce, dès le début, c'est-à-dire dès la reproduction. Les rythmes sont présents partout ; on les retrouve dans la floraison des plantes, le cycle de vie des insectes, les diverses migrations animales, etc. Ils ne sont pas identiques dans leur fréquence : les plus rapides concernent l'activité de certains neurones* ou certaines cellules musculaires, dont la période est de l'ordre d'une milliseconde, les plus lents sont ceux de la floraison de quelques espèces de bambous, en Chine, qui ne fleurissent que tous les 120 ans[11].

La préservation de ces rythmes est essentielle car elle constitue une des composantes essentielles de notre bonne santé. Ainsi, de fortes perturbations du rythme circadien* (sur une période de 24 heures) peuvent être un facteur de risque supplémentaire dans le développement de cancers. Selon diverses études, il existe en effet un lien entre le cycle de la division cellulaire et le rythme circadien. Si ce dernier est fortement perturbé, la division cellulaire n'est plus contrôlée de la même manière[12].

La chronobiologie

Si la médecine chinoise tient compte des rythmes biologiques depuis 3 500 ans, dans le monde occidental, la découverte est plus récente et son étude n'est devenue une discipline scientifique qu'au début du XXe siècle, à savoir la chronobiologie*. Elle peut être définie comme l'étude de la structure temporelle des rythmes biologiques, des mécanismes qui en assurent la régulation, et de ses altérations[13]. La chronobiologie a pour fonction première d'identifier et de quantifier les rythmes biologiques ou physiologiques au cours du temps.

À ce jour, environ 180 rythmes biologiques ont été analysés et quantifiés chez l'homme. Plusieurs d'entre eux sont basés sur une période de 24 heures avec certaines caractéristiques à des heures particulières, comme[14] :

- la température du corps : elle diminue le soir, passe par un creux vers 4 heures du matin et atteint un pic vers 16 heures (fig. 3) ;

- la pression artérielle : elle est minimale vers 3 heures du matin et maximale vers 16 heures ;

- les battements cardiaques : ils sont plus rapides vers 17 heures ;
- les performances sportives : elles sont meilleures entre 14 et 17 heures ;
- le rythme respiratoire : il est à son maximum vers 18 heures ;
- la capacité à mémoriser : elle est meilleure vers 18 heures.

Fig. 3.

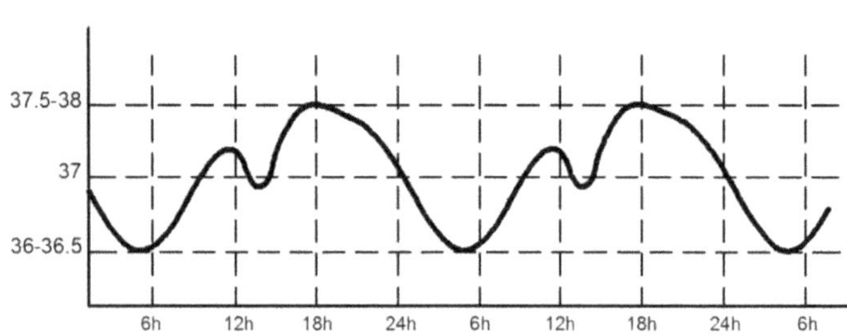

Variation schématique de la température corporelle (°C)
au cours de la journée (© courir-plus-loin.com)

Caractéristiques

Un rythme biologique* correspond à une variation périodique ou cyclique d'une fonction particulière d'un être vivant. Il peut être d'ordre physiologique (battement du cœur, activité cérébrale…), biochimique (synthèse moléculaire, hormonale…) ou comportementale (sommeil, migration…). Un rythme biologique est habituellement caractérisé par quatre paramètres : la période, l'amplitude, l'acrophase et le niveau moyen (fig. 4).

- **La période :** elle correspond à la durée d'un cycle, c'est-à-dire le temps qui s'écoule entre deux phénomènes identiques du cycle biologique.
- **L'amplitude :** elle correspond à la moitié de la variabilité totale du cycle pour la période considérée, c'est-à-dire à la moitié de la différence entre le pic et le creux.

- **L'acrophase :** il correspond à l'instant où le cycle passe par sa valeur maximale par rapport à une valeur de référence dans l'échelle du temps et pour la période considérée.
- **Le niveau moyen ou MESOR** *(Midline Estimating Statistic of Rythm)* : il correspond à la moyenne arithmétique des mesures du cycle pour la période considérée.

Fig. 4

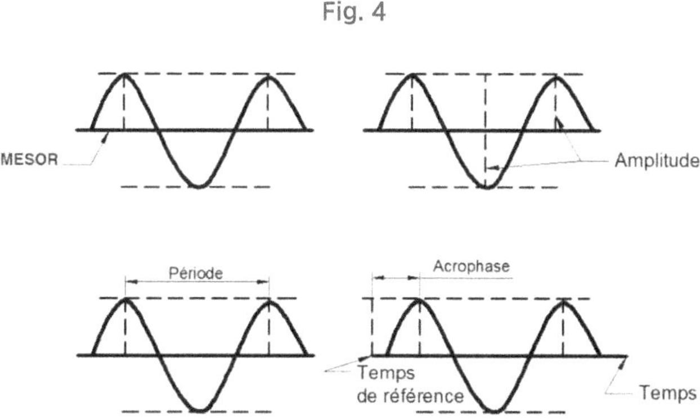

Les caractéristiques d'un rythme biologique

D'une manière générale, la classification la plus couramment utilisée des différents rythmes est fondée sur la notion de « période », c'est-à-dire la durée d'un cycle complet exprimée en unités de temps. On distingue habituellement trois types de rythmes :

- **les rythmes circadiens :** ils correspondent à une période d'environ 24 heures (exemple : l'alternance « veille/sommeil ») ;
- **les rythmes infradiens* :** ils correspondent à une période supérieure à 28 heures (exemples : rythme de 28 jours pour les sécrétions hormonales chez la femme, rythmes annuels de migration des oiseaux ou d'hibernation des ours, etc.) ;
- **les rythmes ultradiens* :** ils correspondent à une période inférieure à 20 heures (exemples : de quelques secondes pour le rythme cardiaque à quatre-vingt-dix minutes pour le sommeil paradoxal).

Ces trois rythmes correspondent à des rythmes à moyenne fréquence qu'il convient de compléter par des rythmes à haute fréquence (fréquence cardiaque, fréquence respiratoire…) et des rythmes à basse fréquence (menstruation, naissance…).

Fig. 5

Circadiens	Environ 24 heures	Alternance veille/sommeil
Infradiens	Plus de 28 heures	Menstruations
Ultradiens	Moins de 20 heures	Battements cardiaques, respiration

Les différents rythmes et leurs durées

Le rythme circadien

Parmi ces différents rythmes, le rythme circadien est le plus connu et le plus étudié. L'intérêt particulier de ce rythme est qu'il permet aux organismes de s'adapter à la périodicité majeure de l'environnement terrestre, à savoir l'alternance du jour et de la nuit. Le terme « circadien », utilisé la première fois par **Franz Halberg**, biologiste roumain travaillant aux États-Unis, vient des mots latins *circa*, « environ », et *dies*, « jour », et signifie donc littéralement « environ un jour » ou « 24 heures ». Il concerne non seulement l'alternance veille/sommeil, mais aussi d'autres paramètres physiologiques comme la température corporelle, la circulation sanguine, la production d'urine, etc. Ces différents rythmes n'ont bien sûr rien à voir avec les courbes de biorythmes que l'on découvre dans certains magazines ou sur Internet, et qui sont déterminés uniquement sur la base de la date de naissance. En effet, les rythmes biologiques, et en particulier le rythme circadien, sont de nature à la fois endogène (qui prend naissance à l'intérieur d'un organisme) et exogène (qui provient de l'extérieur d'un organisme).

Expériences

La question fondamentale qui ne cesse d'être posée depuis le xviiie siècle est celle de l'origine des rythmes circadiens : l'organisme est-il capable de générer lui-même ces rythmes ou sont-ils engendrés par la périodicité de leur environnement ? Pour y répondre, de nombreuses expériences ont été menées, au départ sur des plantes, des bactéries, puis sur les mammifères et enfin sur l'homme, en les soumettant à un environnement invariable afin de vérifier si les rythmes subsistaient. Ces expériences dites « hors du temps » ont été réalisées soit dans des laboratoires spécialement aménagés, soit au cours d'expéditions de spéléologie, dont celle de **Michel Siffre** en 1962 au gouffre de Scarrasson, dans les Alpes du Sud, où il est resté deux mois sous terre. Il répéta cette expérience « hors du temps » en 1972, au Texas, pendant deux cent cinq jours. Plus récemment, il a célébré la Saint-Sylvestre 2000 sous terre en passant plus de deux mois dans la grotte de la Clamouse, près de Montpellier. Son rythme veille/sommeil y était de vingt-quatre heures et vingt-six minutes : il dormait pendant quatre heures et dix-sept minutes et était éveillé pendant vingt heures et neuf minutes. Ces différentes expériences ont permis d'observer un allongement graduel des rythmes circadiens à une période approximative de 25 heures, et cela en dehors de toute influence externe.

Donneurs de temps

Il résulte de ces expériences que les sujets soumis à de telles conditions de vie, sans aucun repère temporel et restant libres de leurs actions, conservent leurs rythmes biologiques, à ceci près que la période est légèrement différente de vingt-quatre heures[15]. Les rythmes biologiques sont donc bien de nature endogène et contrôlés par des gènes faisant office d'horloge biologique, encore appelée « oscillateur » ou *pace maker*, et située dans diverses régions du cerveau. Si l'environnement (facteur exogène) n'est pas directement à la base des rythmes biologiques, il joue néanmoins un rôle important en les modulant. Pour l'homme, l'environnement ou, d'un point de vue plus général, les facteurs exogènes peuvent être naturels (alternance lumière/obscurité, variations saisonnières, etc.) ou socioécologiques (horaires des repas, alternances des périodes de travail et de repos, etc.). Ces facteurs externes susceptibles de modifier les rythmes circadiens sont appelés *Zeitgeber* (« donneurs de temps » en allemand) ou encore « synchroniseurs ».

Dans une situation normale, l'horloge circadienne doit s'ajuster quotidiennement aux événements périodiques de l'environnement, permettant ainsi à l'organisme de s'adapter, en particulier aux alternances entre le jour et la nuit. Ce sont les « donneurs de temps » extérieurs (horaires sociaux, alternance jour/nuit) qui règlent chaque jour notre mécanisme biologique sur vingt-quatre heures, envoyant à notre corps et à notre cerveau des signaux qui leur permettent d'adapter nos rythmes internes à notre environnement.

L'horloge biologique

L'environnement cyclique marqué par la succession de périodes lumineuses et obscures, et dont l'origine ultime remonte à l'agencement de notre système solaire, en particulier à la rotation de la Terre sur elle-même en vingt-quatre heures, a incontestablement joué un rôle dans l'évolution des formes de vie, du plus simple organisme à l'être humain. Notre cerveau évoluant dans cet environnement cyclique depuis toujours, il s'y est adapté de multiples façons, dont l'exemple le plus évident est le cycle veille/sommeil, adapté à celui de l'alternance du jour et de la nuit. Mais ce n'est pas le seul : d'autres cycles concernent la température corporelle, la pression artérielle, le rythme respiratoire, etc. Notre organisme accomplit ainsi en vingt-quatre heures une multitude de tâches qui échappent complètement à notre volonté[16] (fig. 6).

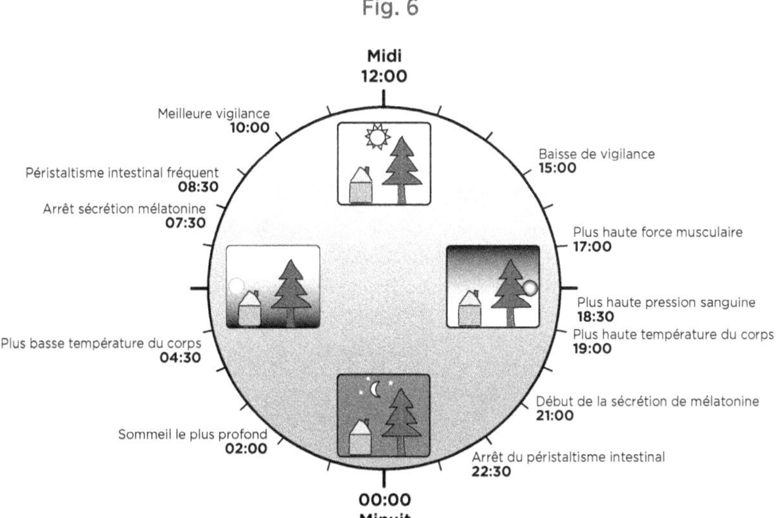

L'horloge biologique (d'après Dubuc, B.)

Fonctionnement cérébral

Ces différents rythmes sont inscrits dans notre ADN et pilotés par des horloges biologiques dont la principale, « l'horloge centrale », est située dans les noyaux suprachiasmatiques (NSC) de l'hypothalamus. Il s'agit de deux minuscules structures cérébrales de la taille d'un grain de riz qui comportent chacune des dizaines de milliers de neurones. Elles sont situées juste au-dessus du chiasma optique, l'endroit où les deux nerfs optiques se croisent, ce qui constitue évidemment une position stratégique pour recevoir toutes les informations issues de l'environnement, dont le niveau d'intensité lumineuse ambiante, par exemple[17] (fig. 7).

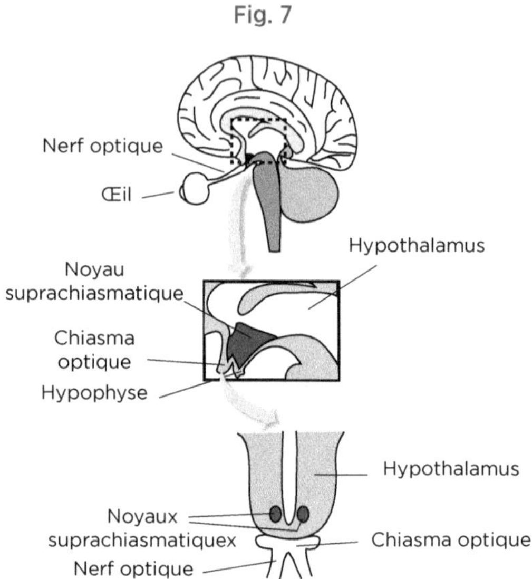

Les noyaux suprachiasmatiques de l'hypothalamus (d'après Dubuc, B.)

Boucles

L'activité électrique de ces neurones, qui génère le rythme, est issue de mécanismes assez complexes dénommés « boucle de rétrocontrôle négatif » et « boucle de rétrocontrôle positif », et est programmée génétiquement en toute indépendance des signaux environnementaux, même si ceux-ci peuvent aider les NSC à se resynchroniser en cas de besoin.

Le point de départ de ces boucles, ce sont des gènes, c'est-à-dire des fragments d'ADN qui, dans le cas de l'horloge biologique, portent les noms de PERIOD (abrégé en PER), CRYPTOCHROME (abrégé en CRY), CLOCK (abrégé en CLK) et BMAL1. Ces gènes contiennent les « modes d'emploi » pour fabriquer les protéines qui sont en quelque sorte leurs porte-parole, car ils ne peuvent pas communiquer directement avec les cellules. Les protéines assurent à leur tour les différentes tâches nécessaires au bon fonctionnement des cellules de notre corps. Les modes d'emploi contenus dans les gènes sont transmis aux ribosomes, lieux de production des protéines situés au sein du cytoplasme, par une molécule appelée ARN messager (ou ARNm), en passant par les pores nucléaires (sorte de porte dans le noyau de la cellule).

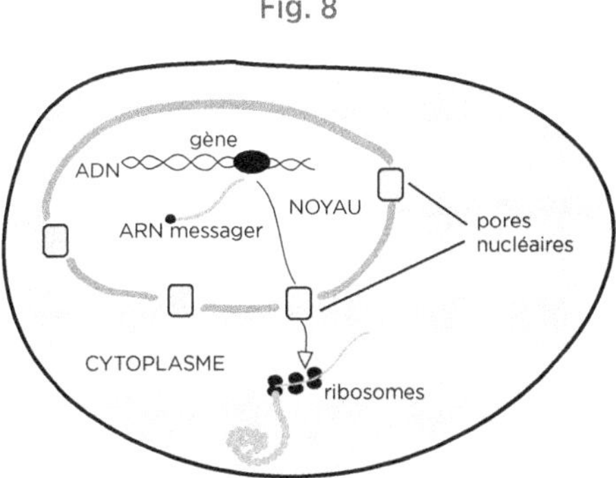

La fabrication des protéines est liée à l'horloge biologique
du corps (d'après Dubuc, B.)

Mais alors que la plupart des protéines demeurent habituellement dans le cytoplasme où elles remplissent différentes fonctions, celles qui sont impliquées dans notre horloge biologique retournent dans le noyau où se trouve l'ADN et se fixent sur le gène qui les a produites. Ce faisant, elles arrêtent l'activité de leur propre gène. La fabrication de protéines diminue alors, si bien qu'il finit par ne plus y avoir assez de protéines retournant dans le noyau pour empêcher leur production, et celle-ci reprend. Environ 24 heures se sont alors écoulées. Les protéines recommencent ensuite à s'accumuler, initiant du même coup un nouveau cycle[18].

Les NSC envoient ensuite ces informations vers d'autres parties de l'hypothalamus et vers la glande pinéale pour moduler la température du corps et la production d'hormones comme la mélatonine*.

Le neurone

Pour comprendre la transmission de l'information d'un neurone à un autre, il est utile de s'attarder quelques instants sur le fonctionnement du neurone en lui-même. Il est constitué de trois zones bien distinctes, les dendrites*, le corps cellulaire et l'axone*, qui jouent chacune un rôle spécifique dans l'initiation et le transport de l'information.

Fig. 9

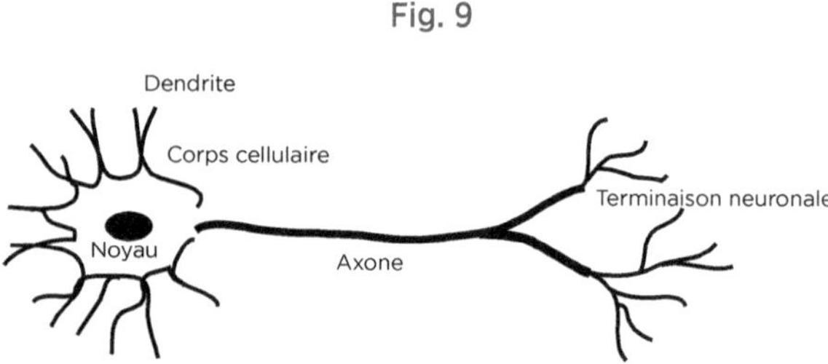

Schéma d'un neurone

Les dendrites sont les portes d'entrées des neurones. Composées de multiples ramifications, elles reçoivent l'influx nerveux sécrété par d'autres neurones et le transmettent au corps cellulaire. Celui-ci analyse l'information reçue et décide ou pas de la transmettre aux autres neurones via l'axone, qui est la porte de sortie de l'information. L'axone se divise à son extrémité en fines ramifications qui se terminent par les boutons synaptiques, le lieu de stockage des neurotransmetteurs (fig. 10). Il s'agit de molécules chimiques qui assurent la transmission des messages entre neurones. Ils vont donc permettre le transfert de l'information aux dendrites du neurone récepteur suivant en passant par la fente synaptique.

Fig. 10

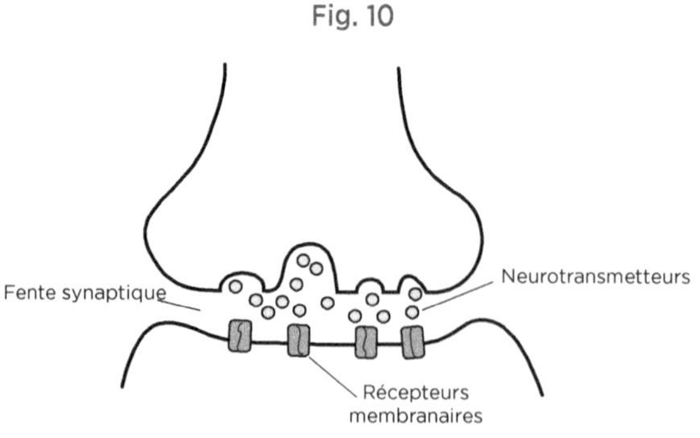

Les neurotransmetteurs

Même si la glande pinéale est proche de l'hypothalamus, les informations transmises par le NSC font un long détour par la moelle épinière avant d'arriver à la glande pinéale qui produit et transfert la mélatonine dans la circulation sanguine afin d'atteindre les autres organes du corps (fig. 11).

Fig. 11 (d'après Rahm, P.)

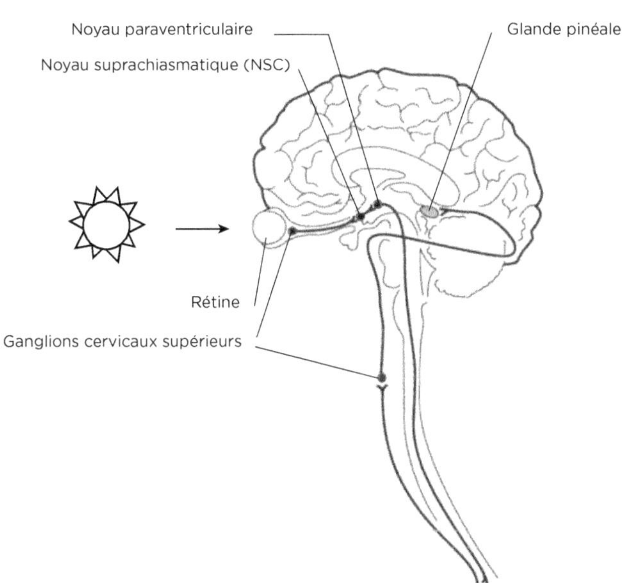

Lumière et rythmes biologiques

Même si le degré de précision de l'horloge biologique est très élevé, elle n'est cependant pas parfaite. Il est donc nécessaire de la resynchroniser avec des facteurs externes, comme l'alternance de la lumière et de l'obscurité. En effet, si le rythme de l'horloge biologique est plutôt de l'ordre de vingt-cinq heures, les facteurs externes, dénommés synchroniseurs, permettent de calibrer les rythmes circadiens sur une période de vingt-quatre heures.

La mélatonine

La base de ce système dit « circadien » est un circuit qui relie l'œil à la glande pinéale, laquelle sécrète la mélatonine, une hormone essentielle à sa régulation. En effet, l'un des rôles de la mélatonine est d'informer l'organisme de la venue du crépuscule et des durées respectives du jour et de la nuit, qui varient dans l'année.

Depuis le début des années 1950, plusieurs expériences sur des animaux ont montré le rôle de la glande pinéale et de la mélatonine. En détruisant l'épiphyse (ou glande pinéale), on a empêché la synthèse de l'hormone chez les animaux étudiés ; par conséquent, leur organisme a perdu son cycle d'activité journalier ainsi que la plupart de ses rythmes circadiens. Lorsque l'épiphyse fut regreffée, les animaux retrouvèrent leur notion du temps et leur comportement cyclique[19].

La mélatonine est exclusivement produite dans l'obscurité, il en résulte que plus la nuit est longue, plus sa production dure longtemps. En mesurant cette durée, le cerveau est capable de déterminer la longueur du jour, et donc la saison. Lorsque le soir tombe, la quantité de cette hormone augmente pour culminer vers 3 heures du matin. La mélatonine ainsi libérée agit sur notre horloge interne et prépare l'organisme au repos. Elle module la température du corps : en l'abaissant le soir, elle induit le sommeil. Lorsque le jour se lève, les cellules de la rétine perçoivent une plus forte luminosité et envoient le message à la glande pinéale, qui inhibe alors la synthèse de la mélatonine.

Les composantes du système circadien

La lumière pénètre dans le corps humain au niveau de l'œil, dont les cellules photoréceptrices captent l'information lumineuse et la transforment en signal électrique avant de l'envoyer par le nerf optique au système visuel, pour générer la vision, et aux noyaux suprachiasmatiques de l'hypothalamus en suivant la voie rétino-hypothalamique. Elle fait ensuite un long détour par la moelle épinière avant d'arriver à la glande pinéale.

Le système circadien se compose essentiellement de trois éléments[20] :

- l'œil, dont les cellules photoréceptrices captent l'information lumineuse ;
- les noyaux suprachiasmatiques, qui font office d'horloge biologique principale ;
- les systèmes effecteurs, dont la glande pinéale, qui régulent les différents rythmes du corps à partir de la durée du cycle de l'horloge biologique principale.

Le point d'entrée sensoriel de ce système est donc l'œil (fig. 12).

Fig. 12

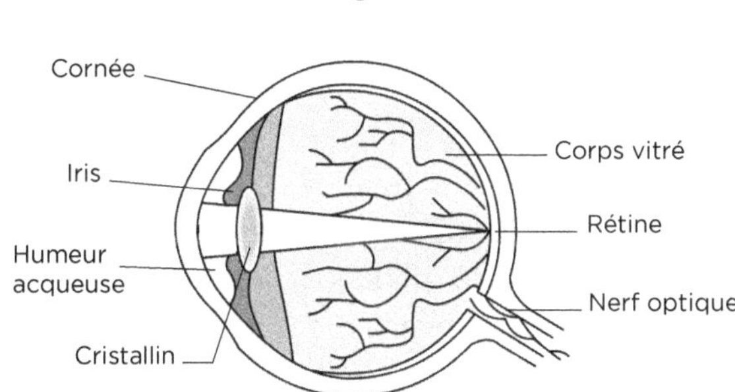

Coupe schématique de l'œil

La lumière doit y traverser une série de couches (cornée, humeur aqueuse, pupille, cristallin, corps vitré) avant d'atteindre les photorécepteurs sensibles à la lumière (voir chapitre 9 pour plus de détails). Situés dans la rétine, ces derniers convertissent alors le message lumineux en signal électrique via un processus de phototransduction, c'est-à-dire une cascade d'événements biochimiques dans les photorécepteurs, déclenchée par l'arrivée des particules de lumière, ou photons.

Deux circuits

Chez l'homme et chez l'ensemble des mammifères, les photorécepteurs sont organisés en deux circuits autonomes : un visuel et un non visuel[21]. Le premier est consacré à la perception visuelle proprement dite, qui aboutit à la formation de l'image visuelle et concerne aussi la perception de la couleur, le mouvement, la localisation spatiale… Il est composé de cônes* et de bâtonnets*. Le second circuit, dont le rôle fut découvert assez récemment, est impliqué plus spécifiquement dans la captation de l'énergie lumineuse. Il se compose de certaines cellules ganglionnaires possédant de longues dendrites couvrant une grande partie de la rétine et d'un axone qui rejoint le noyau suprachiasmatique de l'hypothalamus. Fonctionnant comme le posemètre d'un appareil photographique, qui mesure l'intensité lumineuse disponible, ce second circuit est vraiment celui qui permet la synchronisation de nos rythmes biologiques sur le cycle « jour/nuit ».

Le noyau suprachiasmatique

On l'a vu, le noyau suprachiasmatique est composé de deux minuscules structures cérébrales de la taille d'un grain de riz dont chacune comporte des dizaines de milliers de neurones. Il est le centre de l'horloge biologique centrale qui contrôle de nombreuses autres horloges (ou rythmes) secondaires, situées au cœur des tissus et des cellules. Il joue ainsi le rôle de chef d'orchestre pour maintenir toutes les horloges en cadence et éviter que l'ensemble ne devienne un chaos total. Il reçoit les informations lumineuses directement de la rétine par l'intermédiaire d'un faisceau empruntant le nerf optique mais distinct des voies visuelles, la voie rétino-hypothalamique.

Après son passage dans le noyau suprachiasmatique, l'information transite par la moelle épinière pour arriver à l'épiphyse, aussi nommée glande pinéale à cause de sa forme de pomme de pin. Cette glande fait office de transducteur neuroendocrinien dont le but est de convertir le rythme imposé par le noyau suprachiasmatique en message hormonal via la sécrétion de l'hormone mélatonine. Celle-ci se répend dans l'ensemble du corps et lui transmet les informations relatives à l'alternance lumière/obscurité. Elle agit ainsi en quelque sorte comme un somnifère naturel responsable de notre sommeil.

En temps normal, la mélatonine est sécrétée uniquement la nuit, avec un pic de sécrétion à 5 heures du matin chez l'homme (fig. 13). Elle diminue aussi avec l'âge, notamment à cause d'une calcification progressive de la glande pinéale[22] (fig. 14).

Fig. 13

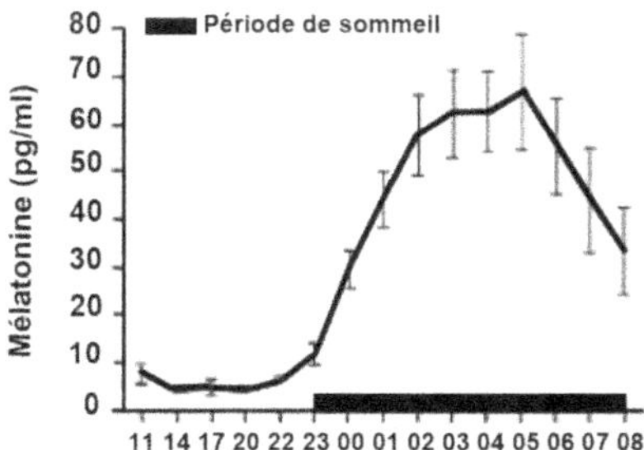

Niveau de sécrétion de la mélatonine en fonction de l'heure (d'après Touitou)

Fig. 14

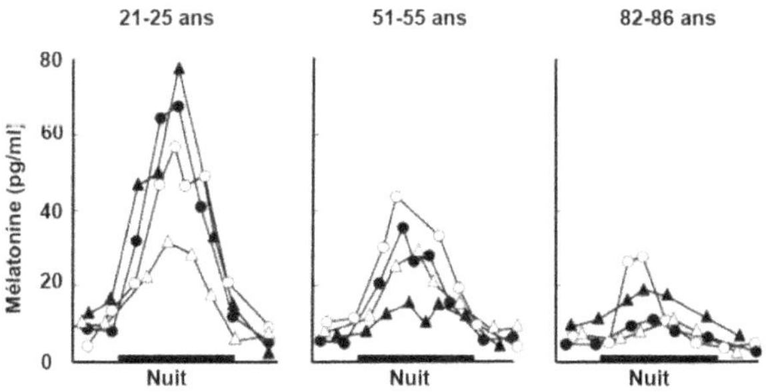

Sécrétion de la mélatonine en fonction de l'âge (d'après Reiter)

CHAPITRE 2

LA DÉSYNCHRONISATION DES RYTHMES BIOLOGIQUES

Au programme

- Les troubles des rythmes biologiques
- Les dépressions saisonnières
- Les troubles du sommeil

Les troubles des rythmes biologiques

Un organisme est dit synchronisé lorsque son horloge biologique fonctionne en harmonie avec les facteurs de l'environnement. Lorsqu'au contraire, l'horloge biologique n'est plus en phase avec les signaux extérieurs majeurs, il en résulte un dysfonctionnement qui conduit à la désynchronisation du système circadien de l'organisme. Ce dysfonctionnement est lié au fait que les synchroniseurs, qui entraînent normalement les rythmes circadiens sur vingt-quatre heures, ne jouent plus leur rôle[23]. La désynchronisation s'accompagne souvent de signes inhabituels comme une fatigue persistante, des troubles du sommeil, une diminution de l'attention, des troubles de l'appétit, etc. Dans le cas d'une désynchronisation chronique, on en arrive à des états plus extrêmes, comme la dépression ou l'insomnie.

Selon le docteur **Yvan Touitou**, les causes de désynchronisation de l'horloge biologique peuvent être dues à de multiples raisons, dont les principales sont[24] :

- des synchroniseurs en conflit avec l'horloge biologique, c'est le cas des décalages horaires liés à des vols transméridiens, au travail posté (de type « trois huit ») ou encore au travail de nuit ;
- des synchroniseurs mal captés par l'œil, c'est le cas des phénomènes de cécité, de cataracte ou de dégénération rétinienne ;
- un défaut d'entraînement de l'horloge interne retrouvé dans les désordres circadiens du sommeil. C'est en particulier le cas du « syndrome de retard de phase du sommeil », caractérisé par un cycle veille/sommeil retardé de 3 à 6 heures, ou du « syndrome d'avance de phase du sommeil », caractérisé par un début du sommeil et un réveil précoces, entraînant une somnolence diurne. Ces phénomènes sont très handicapants pour la vie active et la vie sociale ;
- un dysfonctionnement propre du mécanisme de l'horloge tel qu'il est observé dans les états dépressifs. Ceux-ci sont caractérisés par une importante perturbation du sommeil et par la variabilité d'un jour à l'autre des rythmes circadiens avec une amplitude basse et une avance ou un retard de phase ;
- la consommation de drogues comme l'alcool, pour lequel ont été prouvés un effet hypothermique le jour et un effet hyperthermique la nuit, entraînant une diminution de moitié de l'amplitude du rythme circadien de la température. Cela peut expliquer, au moins en partie, les désordres de l'humeur et du sommeil observés chez les patients alcooliques.

La vie moderne est donc une des causes pouvant exposer l'homme à une désynchronisation de ses rythmes biologiques ; c'est par exemple le cas du travail de nuit ou celui du décalage horaire pour le personnel navigant et les voyageurs.

Le travail de nuit

De nombreuses entreprises ont adopté le système des trois huit, encore dénommé travail en équipes alternantes ou travail posté, pour permettre une production vingt-quatre heures sur vingt-quatre. En France, selon une étude de l'INSEE[25], 15,4 % des salariés étaient concernés par ce type de travail en 2008 (fig. 15).

L'organisme du travailleur est soumis régulièrement à des rythmes qui ne concordent pas avec ceux de son horloge biologique. En effet, le rythme circadien, basé sur l'alternance du jour et de la nuit, nous dicte de dormir la nuit et de rester éveillé le jour. Les capacités de vigilance du travailleur dépendent en grande partie de ce rythme et varient donc au cours du cycle de vingt-quatre heures. Maintenir une vigilance aiguë en pleine nuit exige des efforts redoublés pour ne pas se laisser envahir par la somnolence. Dormir le jour est également rendu plus difficile, d'autant que l'environnement extérieur est non seulement marqué par la lumière du jour, bien plus forte que tout éclairage artificiel, mais aussi par des nuisances sonores beaucoup plus présentes. Il n'est donc pas étonnant que le sommeil de ces travailleurs subisse les conséquences de ce décalage par rapport à leur horloge biologique et qu'ils disposent d'une quantité et d'une qualité de sommeil moindres que ceux qui travaillent régulièrement avec des horaires de jour.

Cette privation de sommeil ne facilite pas les choses : on demande à ces employés de faire preuve de vigilance aux moments où celle-ci est prise en défaut, et le manque de sommeil rend son maintien encore plus ardu.

Fig. 15

Activité de l'établissement	Hommes		Femmes		Ensemble	
	1993	2008	1993	2008	1993	2008
Agriculture, sylviculture et pêche	16,4	14,6	1,9	3,0	12,0	11,3
Industries agroalimentaires	36,4	40,6	3,7	14,9	24,6	30,0
Industries des biens de consommation	15,6	21,1	1,8	4,4	7,5	12,9
Industrie automobile	16,7	21,9	3,5	13,0	14,3	20,5
Industries des biens d'équipement	8,1	13,3	1,3	4,7	6,8	11,6
Industries des biens intermédiaires	25,0	27,3	1,7	8,4	19,0	22,6
Énergie	36,5	36,2	0,5	6,2	29,2	29,8
Construction	5,7	8,1	1,2	0,9	5,3	7,3
Commerce et réparations	7,7	11,6	1,6	4,2	4,9	8,0
Transports	42,9	44,6	12,1	16,5	36,6	37,8
Activités financières	4,3	5,7	0,7	0,8	2,4	2,7
Activités immobilières	7,7	11,9	3,3	4,1	5,2	7,5
Services aux entreprises	17,7	18,8	2,5	4,5	11,0	12,7
Services aux particuliers	28,7	28,3	7,9	8,5	15,1	15,9
Éducation, santé, action sociale	15,0	20,5	13,3	14,5	13,8	15,9
Administrations	36,5	32,8	5,4	6,5	21,7	18,7
Ensemble	**19,7**	**21,8**	**6,5**	**8,8**	**13,7**	**15,4**

Statistique du travail de nuit selon le secteur d'activité (© INSEE)

Accidents

Plusieurs experts en sécurité du travail ont fait remarquer qu'il n'était guère étonnant que les accidents dans les centrales nucléaires de Tchernobyl et de Tree Mile Island se soient produits en pleine nuit, au moment où les capacités de vigilance sont particulièrement fragilisées.

Les remèdes possibles

Les rotations de périodes courtes (changement de poste tous les deux ou trois jours) semblent être mieux tolérées par l'organisme que les périodes longues (changement de poste une fois par semaine) dans la mesure où, n'ayant pas eu le temps de s'adapter à un horaire, il passerait plus facilement à un autre.

Le matin, au retour du travail, il est important pour le travailleur de se libérer de ses tensions et d'avoir une activité paisible et agréable. Se mettre au lit tout de suite sans avoir « déconnecté » ne le place pas dans les meilleures conditions pour jouir d'un repos réparateur. Il est aussi conseillé de s'organiser pour adopter des rythmes réguliers, et de se mettre au lit tous les jours à la même heure. Cette forme de routine sera bénéfique à l'organisme.

La lumière joue ici également son rôle. On l'a vu, elle constitue en effet un puissant « donneur de temps ». Plusieurs études ont montré qu'elle est l'un des facteurs permettant au travailleur de mieux s'adapter au travail de nuit et de garantir une meilleure vigilance.

Lumière verte et lumière orange

Ainsi, afin d'essayer de resynchroniser l'horloge biologique des travailleurs de nuit, **Marc Hébert**, du département d'ophtalmologie de l'université Laval à Québec, a installé près des postes de travail de quelques volontaires des tubes de lumière verte, dans le cadre d'une recherche portant sur l'adaptation au travail de nuit[26]. Parallèlement, le matin, lorsqu'ils regagnaient leur domicile, ils devaient porter des lunettes aux verres orangés.

L'objectif de la lumière verte est de récréer celle du jour. L'éclairage d'une usine ou d'un bureau n'étant que de 100 à 300 lux, tandis que la lumière émise par le soleil atteint plus de 10 000 lux, ce chercheur a choisi une lumière verte parce que la rétine de l'homme est beaucoup plus sensible aux lumières de couleur bleu-vert, perçues comme l'équivalent d'une lumière blanche de 1 500 lux. Un simple filtre vert n'étant pas suffisant, une longueur d'onde bien précise a été utilisée. Quant aux lunettes aux verres orangés, le but est d'éviter la lumière du matin et de simuler la nuit. Cette couleur, en coupant les longueurs d'onde de la lumière bleue, permet de faire croire à l'horloge biologique qu'il fait nuit sans gêner le système visuel. Comparée à des lunettes aux verres fumés presque opaques, la visibilité est meilleure, particulièrement si l'on doit prendre le volant, et les contrastes* sont accentués[27].

Les volontaires sont restés ainsi équipés durant trois jours (ou plus exactement trois nuits) ; leur vigilance a augmenté, leur rendant des temps de réaction aussi bons que lorsqu'ils travaillaient de jour. Ils ont également dormi une à deux heures de plus chaque jour. Marc Hébert étudie également l'impact du port de lunettes équipées de diodes émettant de la lumière verte à proximité des yeux. Ce système permettrait d'être soumis à cette lumière en continu, même pendant les pauses.

Déphasage

Une autre étude menée par **Mark Smith** et **Charmane Eastman**, du laboratoire de recherche sur les rythmes biologiques de l'université de Chicago, porte sur de nouvelles stratégies pour aligner les cycles circadiens sur le rythme de travail de nuit[28]. Pour ces chercheurs, l'usage des remèdes classiques (consommation de caféine, usage de somnifères, siestes, utilisation de mélatonine, pratique de luminothérapie) n'est pas suffisant, car ceux-ci ne s'attaquent pas aux causes profondes du problème, à savoir le désalignement des cycles circadiens avec le rythme du travail. Ils proposent donc une stratégie en plusieurs étapes pour remettre à zéro (déphasage) l'horloge circadienne et l'aligner avec le travail de nuit. Cette remise à zéro engendre une série de décalages et de recalages des cycles qui impose une série de quatre conditions à respecter pour une efficacité optimale (fig. 16) :

- **Contrôle de l'obscurité en fin de travail de nuit :** la lumière du jour présente en fin de travail de nuit constitue un puissant perturbateur du rythme circadien. Les chercheurs conseillent d'utiliser des lunettes solaires aux verres très foncés lors du trajet de retour au domicile afin de minimiser cette perturbation et de mieux réguler le rythme circadien.

- **Contrôle de l'obscurité lors du sommeil :** les chercheurs recommandent de dormir dans le noir absolu, éventuellement à l'aide d'un masque de sommeil, afin de perturber le moins possible les hormones du sommeil.

- **Contrôle de la luminosité pendant le travail de nuit :** les chercheurs recommandent de s'exposer par intermittence à des lumières vives, de l'ordre de 4 000 lux, lors du travail de nuit, et cela quinze minutes toutes les heures. La dernière exposition devrait avoir lieu deux heures avant la fin du travail. Les appareils de luminothérapie sont appropriés à une telle exposition.

- **Utilisation de la mélatonine :** en complément de l'utilisation de la luminothérapie pendant le travail et des lunettes solaires après le travail, la prise d'une dose d'entre 0,5 mg et 3 mg de mélatonine une heure avant le coucher apporte un effet bénéfique sur la régulation du rythme circadien.

Pendant les jours de repos, les chercheurs conseillent de prendre également en compte une série de comportements pour atténuer l'impact sur la santé. Il s'agit de :

- dans les deux heures qui suivent le réveil, s'exposer à la lumière naturelle pendant une durée minimale de quinze minutes. Cela permet d'achever le décalage du cycle ;

- lors de la nuit qui suit le dernier jour de travail nocturne, dormir deux heures de moins afin de pouvoir s'endormir plus rapidement la nuit suivante ;

- même les jours de repos, se coucher assez tard, au moins cinq à six heures plus tôt que les jours travaillés.

Fig. 16

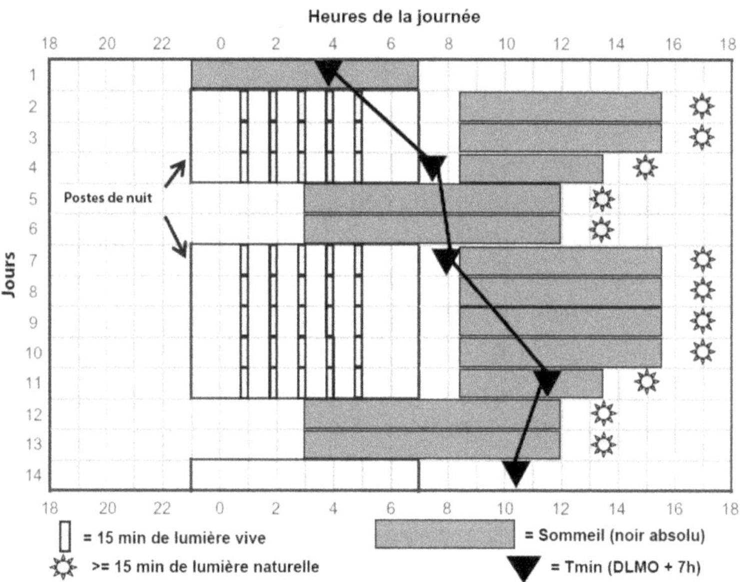

Programme sommeil/lumière pour réduire le désalignement circadien
(adapté de M. Smith & C. Eastman[29])

Le décalage horaire ou *jetlag*

Le syndrome du décalage horaire, ou *jetlag** en anglais, est un problème qui frappe les voyageurs après un déplacement sur de longues distances (plusieurs fuseaux horaires). Il est la conséquence de la rupture des rythmes biologiques et du cycle veille/sommeil. Ces changements de rythme entraînent des problèmes divers comme des maux de tête, des indigestions, une modification des sécrétions hormonales endocrines, de la pression artérielle, du rythme cardiaque et du rythme respiratoire, des symptômes de fatigue, etc[30].

Pour beaucoup de voyageurs, le *jetlag* est donc une épreuve qui nécessite plusieurs jours de récupération, d'autant plus que certains facteurs augmentent encore la confusion de l'horloge interne. En effet, l'excitation propre au voyage, des valises bouclées au dernier moment, un départ très matinal font souvent que la nuit précédant le voyage ne permet pas un sommeil récupérateur et que le voyageur se présente déjà dans un état second.

L'effet du *jetlag* dépend aussi de la direction du voyage : vers l'est ou vers l'ouest. En effet, le fait que notre horloge interne soit basée sur un rythme supérieur à vingt-quatre heures explique que notre organisme récupère moins rapidement lors d'un voyage vers l'est, de New York à Paris, par exemple, que lors d'un voyage vers l'ouest, de Paris à New York, par exemple. En allant vers l'est, on abrège la journée et, de ce fait, on augmente la différence entre le rythme biologique veille/sommeil et la nouvelle zone horaire. La durée de l'adaptation sera donc plus longue.

Il convient de signaler que la « fatigue du voyage » telle qu'elle peut se produire pour des destinations lointaines au sein d'un même fuseau horaire n'est pas identique au *jetlag* et disparaît rapidement après une ou plusieurs nuits de sommeil réparateur.

Les remèdes possibles

Lors de voyages intercontinentaux, il faut être conscient du fait que les capacités mentales et physiques seront inévitablement diminuées durant les premiers jours. Donc, si possible, ne pas prévoir de réunions ou d'activités importantes dans les vingt-quatre heures qui suivent l'arrivée. Une brève sieste le jour (maximum vingt à trente minutes) peut augmenter la qualité des prestations sans mettre en péril le sommeil nocturne. Selon le guide *Conseils de santé pour voyageurs* rédigé sous la direction du professeur **A. Van Gompel**[31] de l'Institut de médecine tropicale d'Anvers (Belgique), le *jetlag* est apparemment mieux toléré si l'on évite les repas copieux ainsi que la consommation exagérée d'alcool et de café. La consommation de café le matin et un somnifère à courte durée d'action pour la (les) première(s) nuit(s) après l'arrivée à destination peuvent aider, mais n'accélèrent pas pour autant l'adaptation de l'horloge interne.

Toujours d'après ce guide, après un vol vers l'ouest (de maximum huit fuseaux horaires), il faut rester éveillé tant qu'il fait clair (la lumière vive de l'après-midi et celle du soir déplacent l'horloge biologique dans la bonne direction) puis essayer de dormir dans une chambre complètement obscurcie dès qu'il commence à faire noir. Éviter la lumière du matin les trois premiers jours. Après un vol vers l'est (de maximum huit fuseaux horaires), il faut rechercher la clarté le matin et essayer d'éviter la lumière le soir (par exemple en portant des lunettes solaires sombres).

En complément, la prise de mélatonine peut aussi être très utile pour déplacer l'horloge interne dans la bonne direction : en cas de voyage vers l'est, on prendra 5 mg de mélatonine pendant quelques jours le soir, avant le coucher ; en cas de voyage vers l'ouest, la prise du soir peut avoir un effet inverse sur la synchronisation de l'horloge interne, et il vaut mieux prendre la mélatonine (0,5 mg) au moment où l'on se réveille (trop tôt) pendant la nuit (avant 5 heures du matin). Si l'on n'est pas en mesure de corriger le sommeil avec la mélatonine, l'utilisation d'un somnifère à courte durée d'action constitue une bonne solution pour quelques nuits.

Malgré ces recommandations, des directives à la fois plus précises (scientifiquement fondées) et pratiques, faciles à utiliser, font encore défaut à l'heure actuelle. Il est donc utile de se tenir au courant via les guides officiels à destination des voyageurs, dont celui de l'OMS (Organisation mondiale de la santé) et celui du Centre pour le contrôle et la prévention des maladies aux États-Unis (voir annexes).

Les dépressions saisonnières

En automne et en hiver, un grand nombre de gens se sentent fatigués et sans énergie. D'autres constatent qu'ils mangent plus que d'habitude et prennent par conséquent du poids. Certaines personnes peuvent même souffrir de dépression. Ces symptômes sont dus au fait que notre organisme s'efforce de s'adapter naturellement aux conditions de vie modifiées, aux journées plus courtes et à une luminosité réduite. Ce phénomène, dans sa forme la plus aiguë, est appelé TAS (Trouble affectif saisonnier), SAD* en anglais *(Seasonal Affective Disorder)*. Il fut mis en évidence et décrit scientifiquement pour la première fois en 1984 par le docteur **Norman E. Rosenthal**, psychiatre, et ses collègues du National Institute of Mental Health des États-Unis.

Une forme plus atténuée du TAS et nettement plus courante est le *sub-SAD* (sous-syndrome SAD), il s'agit d'une fatigue saisonnière, encore dénommée *winter blues* ou « blues de l'hiver* ». Elle se produit généralement entre septembre et mars, pendant les jours les plus courts de l'année. Plus d'un tiers de la population ressent au moins un des symptômes du blues de l'hiver, alors que seulement 3 % souffrent de la vraie dépression hivernale qui présente les mêmes symptômes mais sous une forme plus grave[32] (fatigue, humeur dépressive, tristesse, désir d'isolement, irritabilité, perte ou gain de poids, perte générale d'intérêt, etc.).

Les origines du TAS

La mélatonine

Pour l'instant, la cause de ce syndrome saisonnier n'est pas encore réellement connue. Il y a cependant plusieurs hypothèses, dont la diminution de la photopériode, la génétique, un dérèglement neurochimique, etc. Compte tenu du trajet de la lumière dans le cerveau, il n'est pas surprenant que les premières recherches visant à expliquer l'origine du TAS se soient focalisées sur le lien entre les changements saisonniers dans la photopériode et leurs effets sur l'entraînement de l'horloge biologique interne et la production de mélatonine. De multiples études ont en effet démontré que la diminution de l'intensité et de la durée de la lumière naturelle en automne et en hiver joue un rôle important. Par exemple, à Paris, l'intensité lumineuse d'une journée d'été est d'environ 100 000 lux, et elle n'est plus que de 1 500 lux en automne. Cette différence d'intensité influence la sécrétion de mélatonine, qui est, on l'a vu, une hormone ayant un effet hypnotique, produite presque exclusivement la nuit par l'épiphyse (ou glande pinéale), et dont le niveau est donc élevé pendant la nuit et très bas durant le jour. La baisse de luminosité engendre une plus forte production de mélatonine, laquelle agit comme un « somnifère » et, dans le cas des personnes souffrant de dépression saisonnière, est présente en quantité anormalement élevée pendant la journée.

Le cycle normal de la mélatonine débute avec une sécrétion vers 20 heures (baisse de la luminosité), passe par un sommet (ou acrophase) situé entre 2 et 4 heures et diminue vers 7 heures (augmentation de la luminosité), entraînant le réveil. Dans le cas de dépression saisonnière (SAD), on assiste à un retard de phase et un aplatissement de la courbe.

Fig. 17

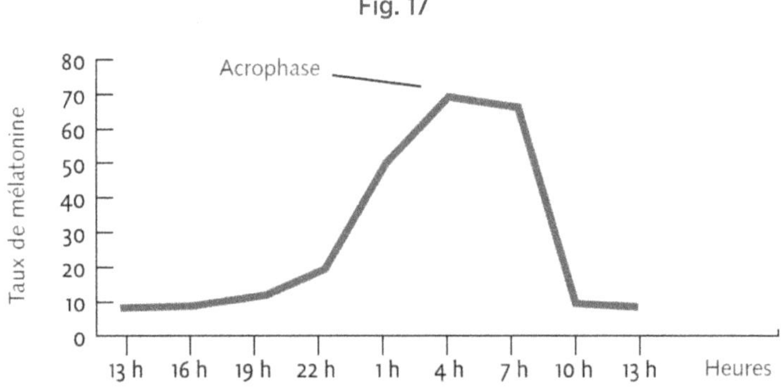

Cycle de sécrétion de la mélatonine (© B. Jouet)

Sérotonine et dopamine

Malgré cette première explication, l'origine de la dépression saisonnière est probablement plus complexe et diverse. Des recherches plus récentes tendent à démontrer que le TAS résulterait d'un dérèglement de deux principaux neurotransmetteurs présents dans le cerveau et dans l'œil, la sérotonine et la dopamine. Ce dérèglement surviendrait à la suite de la diminution de la photopériode à l'automne. L'équipe du professeur Marc Hébert, de l'université Laval au Canada, a récemment démontré que la fonction rétinienne diminuait significativement entre l'été et l'automne chez les personnes souffrant de dépression hivernale. Dans son étude, cette équipe de chercheurs a comparé la fonction rétinienne de vingt-deux patients atteints de dépression saisonnière à la fonction rétinienne de seize sujets sains. Grâce à des électrorétinogrammes (mesure de l'activité électrique de la rétine à l'aide d'un électro-rétinographe), cette étude a clairement démontré que la fonction rétinienne baissait de façon très importante dans la période située entre l'automne et l'été chez les vingt-deux patients victimes de dépression saisonnière. À l'inverse, les mêmes mesures ont démontré que cette activité rétinienne demeurait stable chez les seize sujets non atteints[33].

Même si les causes réelles du TAS nécessitent encore des études complémentaires pour être parfaitement élucidées, les recherches de l'équipe du professeur Marc Hébert ont déjà attesté scientifiquement l'efficacité d'un traitement : la luminothérapie. En effet, après un traitement de quatre semaines, la fonction rétinienne des vingt-deux patients atteints de dépression saisonnière était redevenue équivalente à celle des seize sujets sains[34]. Ce traitement est à l'heure actuelle également recommandé par le Comité chronothérapeutique (CCAD) de la Société internationale pour les troubles affectifs saisonniers (ISAD).

Diagnostiquer le TAS

Depuis les années 1980, plusieurs classifications des maladies permettent de diagnostiquer le trouble affectif saisonnier et d'établir des traitements appropriés.

Ainsi, la dixième édition de la *Classification internationale des maladies* (CIM-10), créée par l'Organisation mondiale de la santé (OMS), décrit dans son chapitre 5 (« Troubles mentaux et du comportement ») les différents critères de diagnostic du trouble affectif saisonnier :

* survenue d'au moins trois épisodes d'un trouble de l'humeur (affectif) au cours d'une période particulière de quatre-vingt-dix jours dans l'année, pendant au moins trois années consécutives ;
* rémissions survenant également au cours d'une période particulière de quatre-vingt-dix jours dans l'année ;
* épisodes saisonniers nettement plus fréquents que les épisodes non saisonniers.

La cinquième édition du *Manuel diagnostique et statistique des troubles mentaux* (DSM), communément appelée DSM-5 et publiée le 18 mai 2013 par l'Association américaine de psychiatrie (APA), donne elle aussi différents critères pour définir le caractère saisonnier d'un trouble de l'humeur :

* Il existe une relation temporelle régulière entre la survenue des épisodes dépressifs majeurs, des troubles bipolaires (I ou II), ou d'un trouble dépressif majeur récurrent et une période particulière de l'année (par exemple un début régulier des épisodes dépressifs à l'automne ou en hiver). Il ne faut toutefois pas inclure les cas où il y a une relation évidente entre la saison et un stress psychosocial (par exemple le chômage régulier chaque hiver).
* Les rémissions complètes (ou la transformation d'une dépression en manie ou hypomanie) surviennent aussi au cours d'une période particulière de l'année (par exemple disparition de la dépression au printemps).
* Présence d'au moins deux épisodes dépressifs majeurs au cours des trois dernières années, confirmant la présence d'une relation temporelle saisonnière selon la définition des deux critères précédents. Aucun épisode dépressif majeur de caractère non saisonnier n'est survenu au cours de cette période.
* Au cours de la vie entière du sujet, les épisodes dépressifs majeurs saisonniers sont nettement plus nombreux que les épisodes non saisonniers.

Les symptômes au quotidien

Les symptômes peuvent se faire sentir au cours d'une période allant d'octobre à avril, avec une intensité accrue pendant les mois de novembre, décembre et janvier. Parmi les symptômes associés au trouble affectif saisonnier, on trouve :

- **Sommeil :** état de fatigue chronique et somnolence durant la journée.
- **Appétit :** changements de l'appétit avec envies d'aliments sucrés et de féculents.
- **Vie sociale :** prise de distance avec les amis et la famille.
- **Activité sexuelle :** baisse de la libido entraînant une diminution considérable des relations sexuelles.
- **Capacités cognitives :** incapacité à se concentrer, difficultés à penser clairement et rapidement.
- **Humeur :** irritabilité ou tristesse, perte d'intérêt et manque d'initiative.
- **Conditions physiques :** faiblesse physique générale caractérisée par une baisse du niveau d'énergie, des crampes musculaires diverses, des céphalées, des lombalgies…
- **Difficultés prémenstruelles :** renforcement des symptômes prémenstruels, dont l'irritabilité.

Établir un diagnostic

Il existe plusieurs questionnaires permettant de mettre en évidence une dépression saisonnière. Certains fonctionnent en mode d'auto-évaluation et d'autres sont plutôt réservés au personnel médical.

Le degré de saisonnalité

Il s'agit du *Seasonal Pattern Assessment Questionnaire* (SPAQ) développé par l'équipe du professeur N. Rosenthal. Son objectif est d'évaluer la sensibilité aux changements de saisons du patient. Il ne s'agit pas d'un test de diagnostic mais d'un instrument de suivi utilisé par le corps médical. Il peut être consulté (en anglais) à l'adresse : http://www.ubcmood.ca/sad/SPAQ-SAD.pdf

Le niveau actuel de la dépression

Il s'agit du *Structured Interview Guide for the Hamilton Depression Rating Scale with Atypical Depression Supplement* (SIGH-ADS), qui permet de définir le niveau actuel de la dépression. Il peut être consulté à l'adresse : http://www.cet.org/documents/pdf/self%20 assessments/french/SIGH-SAD-SA-FR.pdf

Le statut du trouble

Il s'agit de l'Inventaire symptomatique de la dépression et du trouble affectif saisonnier – autoévaluation (IDTAS-AE) ou en anglais du *Personal Inventory for Depression and SAD – Self-Assessment Version* (PIDS-SA). Il permet au patient de s'autoévaluer sur le type de trouble et son degré et peut être consulté à l'adresse suivante : http://www.cet.org/documents/pdf/self%20assessments /french/PIDS-SA-FR.pdf

Le chronotype

Il s'agit du *Morningness-Eveningness Questionnaire – Self-Assessment Version* (MEQ-SA). Il permet de déterminer le type de rythme circadien du patient. Il peut être consulté à l'adresse suivante : http://www.cet.org/documents/pdf/self%20assessments /french/MEQ-SA-FR.pdf

Les recherches mentionnent qu'entre 2 % et 3 % de la population globale serait atteinte de TAS et qu'entre 15 % et 18 % éprouveraient des symptômes moins sévères et d'une durée moins longue, décrits comme « blues de l'hiver ».

Le TAS se déclare habituellement pour la première fois chez les personnes âgées de dix-huit à trente ans, mais peut également toucher les enfants et adolescents. Il affecte essentiellement les femmes (80 % des cas). Après la cinquantaine, la manifestation des

TAS diminue beaucoup et devient très faible chez les personnes âgées de plus de soixante-cinq ans. Ces mêmes études mentionnent aussi que le TAS est plus commun dans les pays du Nord, où les jours sont plus courts durant l'hiver.

Les troubles du sommeil

Le sommeil occupe un tiers de la vie de l'être humain. Il est indispensable à son équilibre physique et psychique. Cependant, près de 20 % de la population présenterait des troubles du sommeil, qui s'expliquent en partie par un dérèglement du rythme de celui-ci.

On l'a vu : toute personne dispose d'une horloge biologique interne qui commande entre autres le système veille/sommeil en fonction de l'environnement. Cette horloge interne fait que l'organisme cherche toujours à retourner vers un état d'équilibre qui assure une qualité et une quantité de sommeil optimales. Chacun dispose d'un état d'équilibre génétiquement programmé dès la naissance ; l'ensemble de ses caractéristiques constitue le chronotype de chaque personne. Les troubles du sommeil sont habituellement issus d'un déséquilibre entre le chronotype d'un individu et son rythme de vie. Cette situation de déséquilibre entraîne soit un excès d'éveil (l'insomnie*), soit un excès de sommeil (l'hypersomnie*).

Déséquilibres

Parmi les déséquilibres, on trouve en particulier les troubles d'avance et de retard de phase :

- **Le syndrome d'avance de phase** : il indique une tendance de l'horloge interne à devancer l'heure normale du sommeil. Ce désordre du sommeil est très peu fréquent. (Il semblerait que la tendance naturelle de l'horloge biologique soit de retarder l'heure du sommeil, et non de la devancer.) Les personnes avec un syndrome d'avance de phase ressentent le besoin de dormir très tôt en soirée (vers 19 heures) et se réveillent reposées au milieu de la nuit (vers 2 ou 3 heures du matin). Ces personnes, la plupart du temps des personnes âgées, dorment en moyenne sept ou huit heures par nuit. Cela constitue une durée de sommeil suffisante, mais engendre une certaine incompatibilité avec la vie sociale.

- **Le syndrome de retard de phase :** il constitue le trouble du rythme circadien du sommeil le plus fréquent. Les personnes atteintes s'endorment tard le soir et se lèvent tard. Ce trouble du sommeil touche l'adolescent et le jeune adulte. Pour répondre aux exigences sociales, la personne atteinte par ce trouble du sommeil se couchera à une heure tardive, mais se lèvera tôt. Le manque de sommeil qui en résulte pourrait en partie expliquer l'échec scolaire, les accidents de la route et les troubles relationnels.

Contrairement aux personnes atteintes de dépression saisonnière, celles présentant des troubles d'avance ou de retard de phase n'ont pas d'affection psychiatrique primaire. Ces troubles résulteraient d'anomalies dans les mécanismes de remise à l'heure de l'horloge biologique[35].

Traitements

Le syndrome de retard de phase, qui est le plus fréquent, représente environ 5 % des insomnies et touche plus fréquemment les jeunes. Plusieurs traitements visant à recaler le rythme du sommeil sur un rythme socialement acceptable sont disponibles[36]. Il s'agit de :

- **La chronothérapie :** elle consiste à retarder d'une demi-heure ou d'une heure chaque jour l'heure du coucher du patient, de telle sorte que cela fasse en quelques jours ou semaines un « tour de l'horloge » et qu'une heure de coucher socialement désirée (par exemple 23 heures) soit à nouveau atteinte. Il devient dès ce moment indispensable pour le patient de maintenir de manière très stricte cette heure de coucher.

- **La luminothérapie :** une exposition d'une ou deux heures de lumière intense (> 2 500 lux) chaque matin permet aussi d'avancer les rythmes circadiens et le cycle veille/sommeil chez les patients, remédiant ainsi aux symptômes. Ce traitement peut être appliqué en complément d'une chronothérapie.

- **La mélatonine :** une prise de mélatonine le soir se révèle également efficace et moins contraignante. Elle avance l'heure du coucher et du lever et supprime la somnolence diurne.

CHAPITRE 3

LA LUMINOTHÉRAPIE AU SECOURS DE L'HORLOGE BIOLOGIQUE

Au programme

- L'impact de la luminothérapie
- Le mode d'emploi
- Les effets secondaires
- Les contre-indications
- Les types de lumière
- Les équipements disponibles
- La luminothérapie de bien-être

L'impact de la luminothérapie

Traitement de la dépression saisonnière

Comme il est rarement possible de s'exiler six mois sous les tropiques pour lutter contre la dépression saisonnière, il existe un moyen plus pratique pour remettre notre pendule interne à l'heure : la luminothérapie (appelée « photothérapie » dans le monde médical). Il s'agit d'une méthode thérapeutique récente non pharmacologique (sans usage de médicaments). Son principe d'action repose sur sa capacité à influencer, grâce à une exposition du patient à une lumière intense, l'activité de la partie du système nerveux central qui gère les rythmes circadiens, à savoir le noyau suprachiasmatique, qui à son tour agit sur toute une série de structures cérébrales, en particulier sur l'épiphyse (ou glande pinéale) qui secrète la mélatonine.

C'est le docteur Norman E. Rosenthal, un psychiatre américain, qui a le premier, en 1981, fait le lien entre dépression et longueur du jour, d'où son idée d'exposer ses patients déprimés à une lumière forte. Les premiers résultats furent encourageants. Pour appuyer ses résultats, Rosenthal mena en 1984 une étude plus approfondie avec le docteur Wehr. Ils soumirent deux groupes de patients atteints de dépression saisonnière à des éclairages différents : un éclairage éclatant plein spectre et un éclairage jaune atténué. Chaque groupe fut traité pendant deux semaines, six heures par jour. Le résultat fut sans équivoque : des améliorations significatives furent observées sur le groupe traité avec la lumière intense tandis qu'aucune amélioration n'apparut dans l'autre groupe. Les multiples recherches effectuées depuis lors n'ont fait que confirmer ces premiers résultats[XXXVII].

Traitement d'autres troubles

Selon les spécialistes, la luminothérapie se révèle également efficace contre une série d'autres troubles[38], dont :

• **La dérégulation du sommeil :** suite à certains événements, par exemple une opération, une maladie mais aussi de mauvaises habitudes, comme celle de se coucher régulièrement très tard, le patient n'arrive plus à retrouver un rythme de sommeil régulier et sain. Les phases de sommeil se sont déplacées et perturbent son niveau d'énergie et de rendement habituel. D'autre part, beaucoup de jeunes qui restent tard devant la télévision ou l'ordinateur ne parviennent plus à s'endormir avant 2 ou 3 heures du matin. Le réveil est alors reporté assez tard dans la journée. De la même manière, beaucoup de personnes s'endorment trop tôt, pour ensuite se réveiller à 3 ou 4 heures du matin sans pouvoir retrouver le sommeil. Dans tous ces cas, nous nous trouvons devant une dérégulation du cycle circadien ; il peut être ramené à la normale grâce à un programme de luminothérapie bien défini.

- **Les troubles liés au travail de nuit :** quand une personne travaille la nuit, ses phases de sommeil sont décalées et sa qualité de vie en souffre. Cette situation, qui engendre une trop grande fatigue, peut être la source de nombreuses maladies et également entraîner un risque d'accident.

- **Les troubles dus au décalage horaire (jetlag) :** les troubles du rythme circadien apparaissent également lors de vols long courrier, à cause du décalage horaire. L'horloge biologique se dérègle lorsque la lumière naturelle et l'obscurité sont déphasées.

- **Les troubles dus à la lumière artificielle :** de nombreuses personnes malades, âgées, handicapées ou accidentées, ne sortent que très rarement ou jamais de chez elles. D'autres vivent ou travaillent dans des locaux fermés. Ces personnes peuvent présenter des symptômes identiques à la dépression saisonnière, quelle que soit la saison.

- **Le « réveil douloureux » :** il se produit quand la sonnerie du réveil nous arrache brutalement à un sommeil lourd et profond. Il faut quelque temps pour apaiser les battements du cœur et retrouver ses esprits. On se sent mal, parfois avec des nausées, et la journée est à moitié gâchée. Dans l'idéal, le réveil devrait se faire graduellement avec le lever du jour, grâce à la lumière qui s'infiltre dans la chambre et ramène notre conscience petit à petit vers la surface. Or, ceci n'est pas possible en hiver, ni dans des maisons à volets étanches. Les simulateurs d'aube permettant un réveil en douceur aident à retrouver un meilleur rythme de sommeil.

- **Les troubles liés à la sexualité :** certains troubles liés à la sexualité, comme la perte de libido, le syndrome prémenstruel (ou SPM), l'impuissance saisonnière, les dépressions post-accouchement et durant la ménopause, ont également leurs origines dans des dérégulations du rythme hormonal ; ils réagissent de ce fait très bien à un traitement de luminothérapie.

- **Les troubles liés à l'usage de l'ordinateur :** de plus en plus de gens passent leur journée au travail assis à l'ordinateur et souvent, le soir, tendent à allumer également leur ordinateur pour organiser leur vie privée, les yeux rivés sur l'écran. Parmi ces utilisateurs acharnés, plusieurs souffrent de troubles divers de la vision et de l'œil qui sont repris sous l'expression *Computer Vision Syndrome* (CVS) : c'est l'ensemble des symptômes suscités par le travail à l'ordinateur, dont la fatigue visuelle, la vision brouillée, la sensibilité à la lumière et les maux de tête. La luminothérapie apporte ici une solution grâce à l'utilisation de lampes à spectre complet pour ordinateur.

- **La maladie d'Alzheimer :** de récentes recherches ont démontré que la luminothérapie peut être bénéfique dans le traitement des personnes atteintes de la maladie d'Alzheimer. En particulier, les troubles du sommeil dus à la dérégulation des cycles semblent présenter un terrain favorable à l'application de la luminothérapie.

Le mode d'emploi

L'usage de la luminothérapie dans sa forme de base consiste en des séances d'exposition à une forte luminosité au niveau des yeux. Cette luminosité, qui doit être comprise entre 2 500 et 10 000 lux, est obtenue à l'aide d'appareils spécifiques. Ils n'étaient à l'origine destinés qu'à l'usage de professionnels de la santé (médecins, psychiatres) mais se sont répandus depuis quelques années. Toute personne en ressentant le besoin peut acquérir et utiliser sa propre lampe de luminothérapie.

Le traitement par la luminothérapie peut se faire sous forme de cure en milieu médical, de traitement à domicile, ou par combinaison des deux, ce qui est la méthode la plus courante. Dans le cas de dépression saisonnière ou de troubles de sommeil, il est conseillé de toujours se baser sur une prescription médicale. En général, les meilleurs résultats s'obtiennent avec un traitement d'environ une heure par jour pendant huit à quinze jours, jusqu'à atténuation des symptômes. Si le traitement est interrompu, les symptômes réapparaissent généralement en deux ou trois semaines. Il est donc conseillé de poursuivre le traitement tout au long de la période de dépression ou de trouble de sommeil.

Les recommandations

Utilisation de la lampe

Dans le cas d'un usage personnel, les spécialistes conseillent de respecter quelques importantes règles de base[39] :

- Assurez-vous d'abord que la lampe utilisée dispose de la bonne puissance et qu'elle ne présente aucun risque pour son utilisateur. Les lampes produisant en grande quantité rayons ultraviolets et infrarouges (comme les lampes halogènes) sont fortement déconseillées en raison des dommages qu'elles pourraient causer à vos yeux et à votre peau. Les bonnes lampes sont en général agréées par les autorités médicales. Elles appartiennent à la catégorie des appareils électro-médicaux, encadrée par la directive européenne 93/42/EEC.

- La séance doit de préférence avoir lieu le matin. Quel que soit le type d'appareil utilisé, vous devez l'orienter face à vous afin que vos yeux soient dans le champ de la lumière. Éclairer toute autre partie du corps que les yeux ne présente aucun intérêt d'un point de vue thérapeutique.

- Vous devez garder les yeux ouverts, mais vous n'avez nullement besoin de regarder fixement la source lumineuse. Tant que vos yeux sont éclairés, vous pouvez tout à fait lire ou regarder votre écran d'ordinateur.

- La durée d'une exposition varie selon l'éclairement*. Pour une exposition à 2 500 lux, il faut compter deux heures et à 10 000 lux, trente minutes sont suffisantes. Vous devez également être attentif à votre distance par rapport à la lampe.

Traitement des pathologies

Le traitement à appliquer diffère bien sûr en fonction de la pathologie que vous souhaitez traiter[40].

Les troubles affectifs saisonniers[41]

- Cure sur toute la durée de la dépression saisonnière ;

  chaque matin entre 6 heures et 8 heures ;

  d'une demi-heure avec une intensité de 10 000 lux à deux heures avec une intensité de 2 500 lux.

L'insomnie

Chez les individus jeunes présentant des déficits d'endormissement

- Cure sur toute la durée de l'insomnie ;

  chaque matin entre 6 heures et 8 heures ;

  d'une demi-heure avec une intensité de 10 000 lux à deux heures avec une intensité de 2 500 lux.

Chez les personnes âgées qui se couchent tôt et s'éveillent très tôt

- Cure sur toute la durée de l'insomnie ;

  le soir entre 17 heures et 19 heures ;

  trois quarts d'heure avec une intensité de 6 000 lux.

Les troubles du rythme veille/sommeil

Pour les endormissements et réveils tardifs

- Il faut tenir compte de la courbe de réponse de phase ;
- cure d'une demi-heure avec une intensité de 10 000 lux ;
- jusqu'au rétablissement du rythme normal ;
- le matin au réveil pendant trois ou quatre jours ;
- avancer la séance d'une heure tous les trois ou quatre jours.

Pour les endormissements et réveils précoces

- Il faut tenir compte de la courbe de réponse de phase ;
- cure d'une demi-heure avec une intensité de 10 000 lux ;
- jusqu'au rétablissement du rythme normal ;
- en soirée ou en début de soirée (entre 17 heures et 18 heures).

Le travail à horaires décalés

- Cure d'une demi-heure avec une intensité de 10 000 lux ;

  avant la prise de poste ;

  équiper si possible le lieu de travail avec une lumière vive d'une intensité entre 5 000 et 10 000 lux pour maintenir un niveau correct de vigilance.

Le *jetlag* pour un vol vers l'ouest

L'horloge biologique récupère plus ou moins quatre-vingt-dix minutes de décalage par jour. Pour une traversée de six fuseaux horaires (décalage de six heures, par exemple un vol Paris-New York), il faudra quatre jours de récupération.

- Cure d'une demi-heure à 10 000 lux ;

  en fin d'après-midi ou le soir pour retarder l'heure d'endormissement ;

  pour préparer le voyage, il est conseillé, deux jours avant le départ, de se coucher une heure plus tard et d'effectuer le soir une séance de luminothérapie d'une demi-heure.

Le *jetlag* pour un vol vers l'est

L'horloge biologique récupère plus ou moins soixante minutes de décalage par jour. Pour une traversée de six fuseaux horaires (décalage de six heures, par exemple un vol New York-Paris), il faudra six jours de récupération.

- Cure d'une demi-heure à 10 000 lux ;

  en début de journée afin de retrouver une heure de coucher convenable ;

  pour préparer le voyage, il est conseillé, deux jours avant le départ, de se réveiller une heure plus tôt et d'effectuer une séance de luminothérapie d'une demi-heure le matin au lever.

Quelle que soit la pathologie concernée, il est toujours recommandé d'effectuer un traitement sur la base d'une prescription médicale. Les médecins traitants ne sont malheureusement pas toujours au courant des avancées dans les traitements utilisant la luminothérapie. Il est donc utile de s'adresser à un Centre d'étude du sommeil et/ou des rythmes biologiques comme il en existe au sein de bon nombre d'hôpitaux (voir annexes).

Le déroulement d'une séance

En milieu médical

Le traitement par luminothérapie est propre à chaque personne et dépend de sa pathologie. Le praticien prendra connaissance des antécédents médicaux du patient et établira un calendrier en fonction de sa pathologie. Il prendra également en compte les contraintes horaires et hebdomadaires du patient.

En milieu hospitalier, la luminothérapie est principalement utilisée pour des formes graves de dépression ou pour des troubles importants du sommeil. Une séance de luminothérapie consiste à se placer dans une cabine, assis à une distance de 30 à 70 cm d'une source lumineuse puissante, pendant une durée de trente minutes à une heure. La durée du traitement est évaluée par le médecin lors de sa prescription et selon l'évolution de la maladie.

Dans les centres de bien-être, qui proposent de plus en plus ce type de traitement, le déroulement d'une séance est similaire. Le patient se place dans une cabine et s'assied à une distance de 30 à 70 cm d'une source lumineuse pendant une durée habituelle de trente minutes, tout en s'occupant, par exemple avec de la lecture.

Chez soi

Outre le milieu hospitalier et les centres de bien-être, il est aujourd'hui très simple d'effectuer des séances de luminothérapie directement chez soi. Il conviendra bien entendu de se munir d'une lampe de luminothérapie de qualité, qui devra impérativement être en mesure de filtrer les infrarouges et les ultraviolets, et de suivre les prescriptions du médecin.

Il suffit ensuite de s'asseoir, de placer la lampe à une distance de 30 à 70 cm (selon la prescription du médecin et les mentions du fabricant) et d'orienter la lumière vers soi (un angle de 30° est souvent conseillé). Il n'est pas nécessaire de la regarder en permanence directement en face : de l'avis des médecins, quelques secondes par minute suffisent pour une exposition optimale. Il est donc tout à fait possible de s'occuper pendant ce temps. On peut écrire, lire, regarder la télévision, ou toute autre activité – tant qu'on ne ferme pas les yeux pendant toute la séance.

Une solution alternative consiste à s'équiper d'une paire de lunettes de luminothérapie, par exemple la « Luminette » conçue par l'université de Liège, en Belgique, qui permet de faire sa séance quotidienne de luminothérapie en vaquant à ses occupations habituelles sans devoir rester en permanence devant une lampe.

Les effets secondaires

On n'a observé que très peu d'effets secondaires suite à des séances de luminothérapie : le traitement est en général très bien toléré. Selon les conclusions d'une étude du département de psychiatrie de l'université Columbia à New York[42], les effets secondaires de la luminothérapie sont en général minimes et transitoires, ils apparaissent habituellement durant la phase initiale du traitement sans toutefois poser d'inconvénients majeurs pour sa conduite ultérieure. L'étude signale qu'environ 50 % des patients traités présentent au moins un effet secondaire et environ 15 % en présentent deux ou plus.

Les effets secondaires les plus fréquents sont les suivants : céphalées passagères (13-21 %), tensions oculaires (17-27 %), accélération psychomotrice avec sensation d'hyperactivité ou d'akathisie (6-13 %), nausées (7 %), transpiration (7 %), sédation et somnolence (6-7 %), insomnie, démangeaisons ou rougeurs conjonctivales transitoires, sensation d'avoir du sable dans les yeux (avec la lumière jaune en particulier), sensation d'apercevoir des halos dans l'obscurité et, rarement, des virages hypomaniaques ou même maniaques.

On peut aussi occasionnellement constater l'irritation des yeux et de la peau et des maux de tête, ce qui advient le plus souvent chez les personnes aux yeux bleus ou verts, aux cheveux blonds ou roux, ou ayant une peau sensible. Il suffit, pour contrer ces effets indésirables, de débuter le traitement par des séances plus courtes (dix minutes) qu'on augmente graduellement chaque jour jusqu'à environ trente minutes par jour. On peut aussi s'asseoir un peu moins près de la lampe.

Les contre-indications

D'une manière générale, toute personne supportant la lumière du soleil peut utiliser sans risque une lampe de luminothérapie. L'intensité lumineuse d'une lampe est importante, mais tout de même vingt-cinq fois inférieure à celle du soleil.

La consultation au préalable du médecin de famille, d'un ophtalmologiste ou d'un psychiatre est néanmoins nécessaire dans les cas suivants[43] : la présence de lésions oculaires et/ou rétiniennes actuelles ou passées, des antécédents de glaucome ou de cataracte, la présence d'une lucite (photoallergie) ou d'une porphyrie cutanée, la prise de médicaments photosensibilisants pour la peau (comme le 8-méthoxypsoralène utilisé pour le traitement du psoriasis ou la chlorpromazine), la prise de médicaments photosensibilisants pour les yeux (comme l'imipramine, la fluoxétine, la thioridazine, l'amiodarone, l'hydrochlorothiazide, l'imprindol, le millepertuis, le tryptophane, la mélatonine, les bêta-bloquants et le lithium) et l'existence d'un trouble bipolaire sans prescription d'aucun stabilisateur de l'humeur à titre prophylactique.

Les types de lumière

En général, le traitement de la dépression hivernale et des désordres du sommeil s'effectue à l'aide d'une lumière plein spectre à luminosité élevée échelonnée entre 2 500 et 12 000 lux. Plusieurs études récentes, dont une dirigée par le docteur **George Brainard** au Thomas Jefferson Medical College en Philadelphie, ont identifié les longueurs d'onde spécifiques de la lumière bleue, 446-477 nm, comme cruciales pour supprimer la production de mélatonine chez les humains. Deux types de lumières sont donc utilisables pour le traitement en luminothérapie : la lumière plein spectre et la lumière bleue.

La lumière plein spectre

La lumière solaire est constituée non seulement de la lumière visible mais aussi de radiations d'ondes plus courtes, les ultraviolets, et d'ondes plus longues, les infrarouges. Un éclairage artificiel peut être qualifié de « plein spectre » lorsqu'il présente une répartition des énergies émises ayant un profil de distribution semblable à la lumière solaire. Si ce type de lumière convient pour un éclairage général, il est à déconseiller pour un éclairage direct à luminosité élevée, car la présence d'UV risque d'endommager les yeux. Il est donc préférable d'utiliser des lumières à « large spectre » (c'est-à-dire sans UV) plutôt que des lumières à « plein spectre ». Dans la luminothérapie actuelle, c'est d'ailleurs le standard d'un tube à spectre large avec une part très réduite, voire nulle, d'UV, qui s'est imposé, en raison de l'absence d'effets secondaires.

La lumière bleue

Quatre cellules dans la rétine humaine capturent la lumière et forment le système visuel. Un type, les cellules « bâtonnets », règle la vision nocturne. Les trois autres types, appelés les cellules « cône », contrôlent la perception de la couleur. L'équipe du docteur **Brainard** a montré que le système combiné des trois « cônes » ne contrôlait pas les effets biologiques de la lumière au niveau du rajustement de la mélatonine et qu'un autre récepteur, nouvellement découvert, était responsable de cet effet. Les résultats identifient la sensibilité de ce récepteur à la portion du spectre comprise entre 446-477 nm, avec un maximum à 460 nm, ce qui correspond à la longueur d'onde de la lumière bleue (fig. 18).

Cette constatation au sujet de la lumière bleue fut encore confortée par les recherches de **David Berson** de la Brown University : il découvrit en 2002 que certaines cellules ganglionnaires de la rétine contenaient un pigment photosensible appelé mélanopsine, que ce nouveau récepteur correspondait parfaitement au spectre d'action de la lumière bleue, et qu'il était non seulement responsable de la régulation du système circadien, mais également du système contrôlant la vigilance[44].

L'usage de la lumière bleue en luminothérapie doit cependant se faire avec précaution, en respectant les indications d'utilisation des appareils. En effet, comme le souligne **Gilles Vandewalle**, chercheur à l'université de Liège, la lumière bleue n'est pas sans danger, surtout à partir de longueurs d'onde en dessous de 430 nm et si la lumière touche de façon prolongée une petite partie de la rétine. En revanche, la lumière bleue située dans la gamme de 460-480 nm ou diffusée dans tout l'environnement est peu dangereuse pour l'œil[45].

Fig. 18

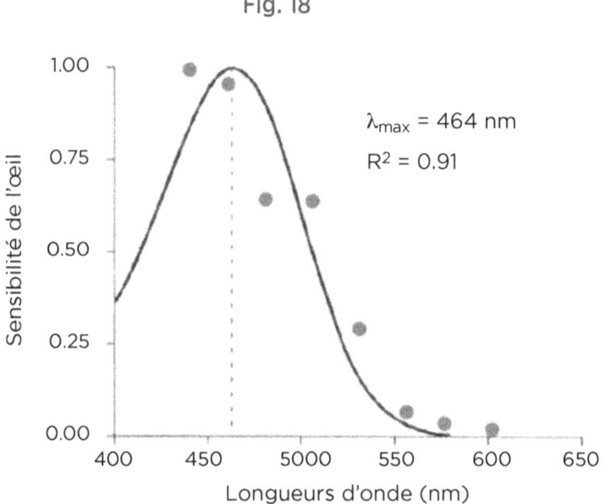

Déplacement de la sensibilité maximale de l'œil à 464 nm, soit la couleur bleue (d'après les travaux de G. Brainard)

Le choix du type de lumière

L'utilisation de la lumière à large spectre ou de la lumière bleue dépend de l'usage qu'on souhaite en faire. Si l'on souhaite avoir une vision respectant les vraies couleurs, il est conseillé d'opter pour une lumière à large spectre.

Si les lampes utilisées en luminothérapie consistent la plupart du temps en des lampes fluorescentes qui génèrent une intensité de lumière comprise entre 2 500 et 10 000 lux, il est également fait usage, depuis peu, d'ampoules LED ou DEL (diodes électroluminescentes). Celles-ci sont déjà utilisées depuis longtemps dans de nombreux domaines, par exemple dans les télécommandes (diodes infrarouges), dans les ordinateurs ou téléviseurs pour indiquer leur état (arrêt, veille, marche), et d'ailleurs dans tous les appareils qui indiquent leur état de fonctionnement (LED rouge ou verte). Elles ont l'avantage de consommer très peu d'énergie (quelques dixièmes de Watt) (fig. 19).

Fig. 19

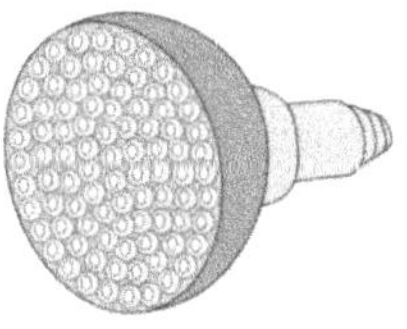

Ampoule LED

Les équipements disponibles

La conformité du matériel

Les appareils de luminothérapie étant destinés aux traitements de pathologies, il convient d'être ici davantage attentif à la réglementation en vigueur que lors de l'achat d'une lampe de bureau. Ces appareils doivent en effet répondre aux normes des dispositifs médicaux de la classe IIa de la directive européenne 93/42/ CEE. La conformité à la directive implique le respect de plusieurs normes et la mise en place par le fabricant d'un système de qualité certifié ISO 46003/2000, qui devra être audité tous les deux ans. Des tests sont également prévus par des laboratoires indépendants afin d'obtenir l'autorisation de mise sur le marché (AMM) par les autorités du pays concerné.

Pour s'assurer de la qualité du matériel, il convient de vérifier que le sigle CE suivi de quatre chiffres soit bien présent sur l'appareil et son emballage. En France, les produits de type « CE médical » affichent habituellement le marquage « CE 0459 ». Le numéro « 0459 » est celui de l'organisme certificateur qui vérifie la conformité « CE médical » des produits, en l'occurrence l'organisme LNE/G-MED (reconnu par l'Agence française de sécurité sanitaire des produits de santé). Tout appareil ne comportant pas ce marquage CE est susceptible d'émettre des rayons nocifs, de provoquer des risques électriques et de produire un rayonnement lumineux de mauvaise qualité.

Au vu de la réglementation à suivre et de la qualité à assurer, les appareils de luminothérapie sont relativement onéreux et ne sont hélas généralement pas remboursés, sauf dans certains pays comme l'Allemagne, le Canada, la Suisse et les États-Unis.

Les caractéristiques d'un appareil

Il convient également de contrôler les points suivants :

- **L'émission d'UV** par la lampe de l'équipement, surtout si la lampe n'est pas certifiée « CE médical ». Il faut pour cela vérifier le diagramme spectral du tube équipant la lampe de luminothérapie (rester dans la zone 400-800 nm), une information qui n'est pas toujours disponible – assurez-vous dans ce cas de la bonne qualité de l'écran de protection, destiné à filtrer les UV.
- **La couleur de la lumière :** lumière bleue ou lumière blanche. C'est la température de couleur de la lumière exprimée en degrés kelvin qui permet de la déterminer. Deux catégories

de lumières se retrouvent habituellement en luminothérapie : la lumière blanche à 2 700/4 000 kelvin et la lumière bleue à 5 700/6 400 kelvin. Selon diverses études, il semblerait que la lumière bleue soit plus efficace au niveau thérapeutique car l'arrêt de sécrétion de la mélatonine est maximal avec une lumière dont la longueur d'onde se situe entre 440 et 470 nm, ce qui correspond à la lumière bleue. En revanche, la lumière bleue est aussi parfois soupçonnée de provoquer certaines lésions oculaires dans le cas d'une utilisation très prolongée. Un avis médical s'impose donc pour établir le bon choix.

- **La taille et la puissance** de la lampe doivent également être prises en compte. Dans le cas d'une lampe destinée à être posée sur un bureau, il est plus confortable de s'équiper d'un appareil à grand écran afin de rester en permanence dans le champ de lumière. Avec des écrans de plus petite taille, un simple mouvement de tête risque de vous faire sortir de ce champ. La puissance a quant à elle un effet sur la distance à assurer entre la lampe et le patient. Pour une même émission à 10 000 lux, on trouve des lampes à faible puissance qui imposent une distance de 25 à 30 cm, et des lampes à forte puissance qui permettent une distance supérieure à 50 cm.

Les types d'équipement

Le choix d'un équipement dépend du type d'utilisation et des conditions d'utilisation. On trouve ainsi diverses catégories.

Les appareils de table

En cas de sérieux troubles du sommeil ou de dépression saisonnière, les médecins prescrivent en général un traitement régulier, qui sera effectué à domicile. Il convient d'opter dans ce cas pour une lampe qui émet au moins 10 000 lux posée à une distance de 40 cm ou plus. Ce type de lampe se présente sous la forme d'un caisson ou d'un panneau orientable. À titre d'exemple, on peut citer l'EnergyLight de Philips, qui fonctionne avec une intensité de 10 000 lux et dont la notice mentionne la durée d'exposition en fonction de la distance : environ deux heures à une distance de 50 cm ; environ une heure à une distance de 30 cm ; environ trente minutes à une distance de 15 à 20 cm (fig. 20).

Fig. 20

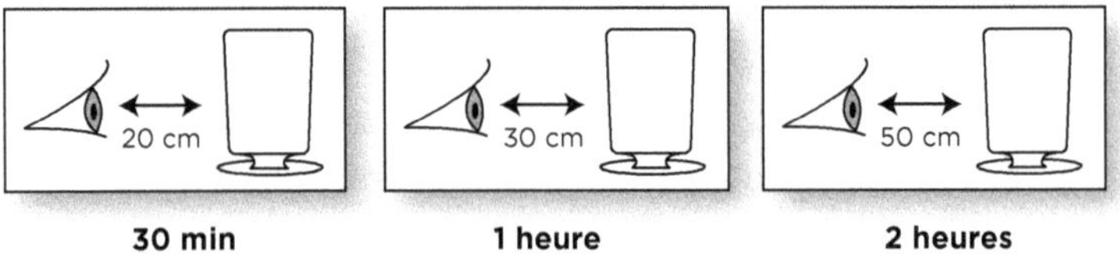

Durée d'exposition en fonction de la distance

Les lampes de bureau à large spectre

Ce type de lampe est en général utilisable à la fois comme lampe de travail et comme appareil de traitement. Elle permet de s'exposer à une forte luminosité sans perturber le cours de votre journée. Pour la luminothérapie, orientez (de préférence le matin) la lumière vers vos yeux. Il n'est absolument pas nécessaire de regarder fixement la lumière, vous pouvez donc continuer à travailler sur votre ordinateur, lire, écrire, téléphoner, etc., durant votre séance. Au bout de trente ou soixante minutes d'exposition (selon la distance à laquelle la lampe se trouve de votre visage), il suffit de repositionner la lampe pour l'utiliser comme une simple lampe de bureau classique.

Les lampes pour ordinateur

Les lampes pour ordinateur à large spectre réduisent les symptômes habituellement associés au travail sur l'ordinateur (picotements des yeux, maux de tête, yeux irrités et secs, vision proche occasionnellement brouillée, vision double, yeux fatigués, maux de cou, etc.) en fournissant la quantité appropriée de lumière saine, sans reflet sur l'écran et l'espace du bureau.

Idéal pour les salles de réunion et de sport, les ateliers, les cafés, etc., le plafonnier permet d'inonder la pièce de lumière naturelle. Certains modèles suivent également le rythme de l'éclairage naturel en modifiant la température de leur couleur.

Fig. 21

Plafonnier Carpe Diem de Philips © Philips

Le casque ou la lunette de luminothérapie

Le casque de luminothérapie permet une totale liberté de mouvement durant le temps du traitement. Il est surtout apprécié quand on a peu de temps ou si l'on doit régulièrement se déplacer. Il est en général réglable (750 à 3 000 lux) et permet une illumination rétinienne directe.

Un produit particulièrement intéressant dans cette catégorie est la Luminette (fig. 22). Il s'agit de lunettes de luminothérapie issue de trois années d'étude et de recherche au sein de l'université de Liège (Belgique), sous l'impulsion du professeur Poirrier, responsable du laboratoire du sommeil. Son fonctionnement est le suivant : la lumière, émise par huit diodes électroluminescentes (LED), est envoyée sur une visière holographique qui concentre la lumière vers la pupille (fig. 23). Cette lumière est ensuite acheminée, quelles que soient la direction du regard et la position de la tête, vers la partie inférieure de la rétine, zone particulièrement riche en récepteurs neuronaux concernés par l'action thérapeutique de la lumière. Contrairement aux lampes de luminothérapie fixe, la lumière est dirigée constamment vers la rétine de haut en bas (fig. 24), comme le fait naturellement le soleil.

Fig. 22

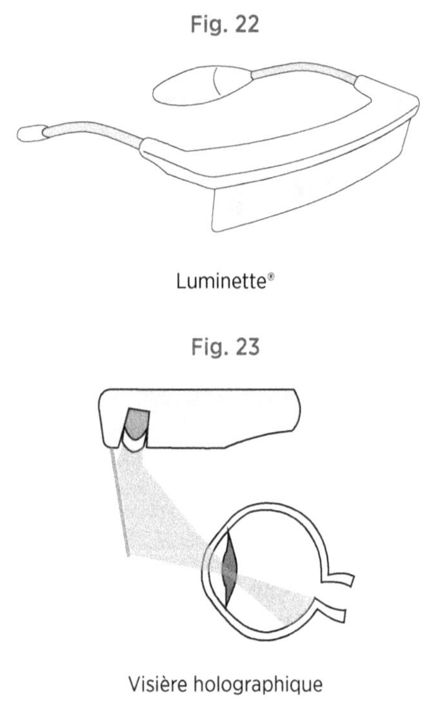

Luminette®

Fig. 23

Visière holographique

Fig. 24

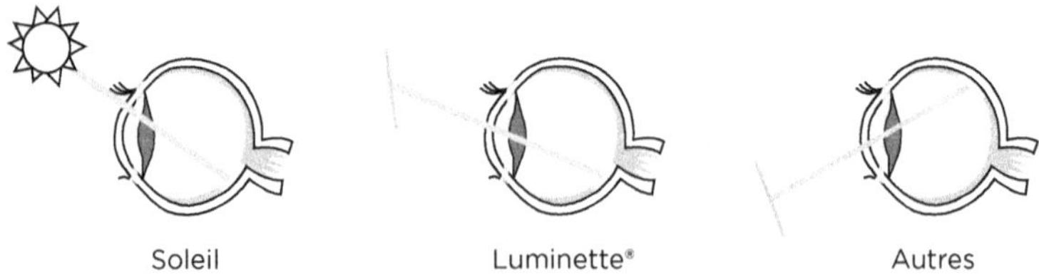

Les appareils pour le voyage (*jetlag*)

Si le casque ou les lunettes de luminothérapie peuvent être très facilement utilisés pour cet usage, il existe également des appareils miniatures adaptés au voyage. Certains modèles peuvent être équipés d'un petit ordinateur qui vous indique exactement quand vous exposer à la lumière de l'appareil et quand éviter toute luminosité, en mettant par exemple des lunettes noires, pour ne pas souffrir du décalage horaire. La calculatrice rappelle également à l'utilisateur la durée de traitement et stocke les données des voyages précédents dans la mémoire. Un exemple de ce type d'appareil est le Litebook.

Pour les travailleurs de nuit

On a déjà évoqué les travaux de l'équipe du professeur Marc Hébert, de l'université Laval, au Québec. Son système pour les travailleurs de nuit est basé sur la combinaison d'une exposition à une lumière bleue de faible intensité la nuit et au port de lunettes orangées en journée, après le travail.

Grâce à la lumière bleue, le corps considère qu'il est en plein jour. Le port de lunettes oranges spéciales, qui bloquent la lumière tout en autorisant certaines activités (dont la conduite) donne l'impression au corps que la nuit est venue. Ce système testé auprès de la police et des employés de la poste du Québec a donné des résultats plus que probants : moins de somnolence au travail, endormissement plus rapide et sommeil plus long une fois le travail terminé[XLVI]. La paire de lunettes orange, dénommée CHRON-OPTIC, qui ressemble à une paire de lunettes de soleil traditionnelle, tient fermement à la tête en assurant une bonne adhésion autour du visage. Elle coupe ainsi les champs lumineux situés sur les côtés, le dessous et le dessus du visage. Sa particularité est d'assurer l'occultation la plus complète de la lumière bleue environnante. Ce système est développé par la société québécoise Chronophotonix Inc.

Ce type de lunettes est également produit par d'autres sociétés en partenariat avec des centres universitaires. C'est le cas par exemple des lunettes de sommeil produites par la société danoise Melamedic en collaboration avec l'Université technique du Danemark. Elles répondent aux normes CE et sont homologuées par l'Agence danoise pour les médicaments en tant qu'apparcil médical de classe I, conformément à la Directive européenne 92/42/EEC.

La luminothérapie de bien-être

Le simulateur d'aube

Le principe

Outre les équipements de luminothérapie au service des diverses pathologies abordées, il existe également une catégorie de lampes servant à procurer un réveil naturel et en douceur. Ce type de lampe-réveil, aussi dénommé « simulateur d'aube », éclaire progressivement la chambre comme le ferait le soleil matinal. Il signale à notre horloge biologique que c'est l'heure de se réveiller (fig. 25). À la fin du cycle, un petit signal acoustique indique l'heure du lever. Il ne s'agit donc pas à proprement parler de lampes de luminothérapie, car leurs objectifs sont différents : assurer un réveil et un coucher en douceur en imitant le lever du soleil (phase de réveil) ou le crépuscule (phase d'endormissement).

Fig. 25

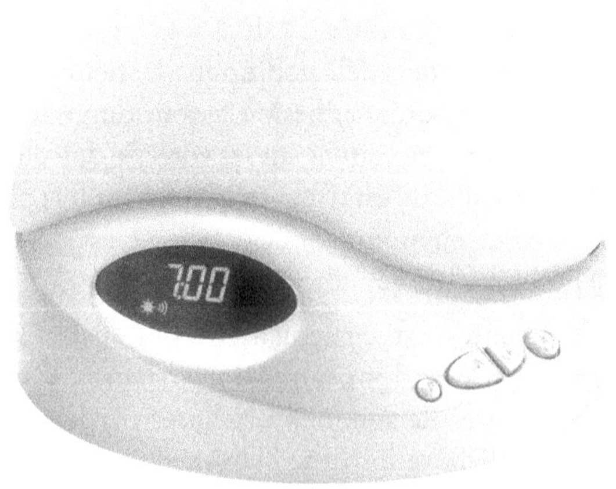

Simulateur d'aube (© Lumie)

Comme on l'a vu, la sécrétion de mélatonine démarre en milieu de soirée (22-23 heures) à mesure que la lumière diminue, et atteint son pic de sécrétion vers 2 ou 3 heures du matin, ce qui correspond aussi au minimum de la température corporelle, qui suit une courbe descendante. Vers 6 ou 7 heures du matin débute habituellement la phase de réveil. C'est à ce moment qu'intervient une autre hormone, le cortisol, dont la sécrétion atteint son taux le plus élevé au lever et contribue ainsi à l'activation générale de l'organisme. Le cortisol stimule l'augmentation du glucose sanguin, ce qui permet de libérer de l'énergie et de « booster » l'organisme pour le réveil. Le rythme du cortisol évolue en quelque sorte de manière inverse à celui de la mélatonine, comme illustré par la figure 26.

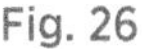

Fig. 26

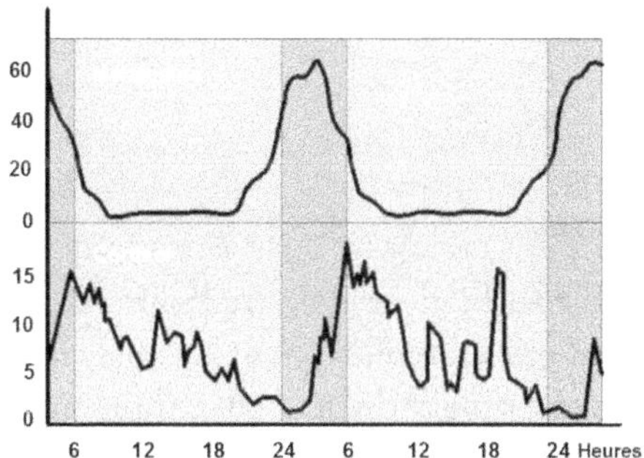

Évolution de la mélatonine et du cortisol

Le simulateur d'aube reproduit donc en quelque sorte le fonctionnement naturel de réveil. Ainsi, pour un réveil souhaité à 7 heures du matin, il convient de le programmer pour démarrer à 6 heures ou 6 h 30 du matin. La très faible lumière orangée du départ entraîne une diminution progressive de la sécrétion de la mélatonine. Ensuite, avec l'augmentation progressive de l'intensité de la lumière, le simulateur d'aube fait comprendre à notre organisme qu'il doit cesser de produire la mélatonine et se mettre à secréter du cortisol pour donner de l'énergie à l'organisme et assurer un réveil sans stress.

L'équipement

Le simulateur d'aube n'étant pas un appareil médical, les normes à respecter sont moins strictes et se limitent aux normes de sécurité électrique (norme EN60065 de la directive 2006/95/CE) et d'émission de champs électromagnétiques (normes EN55020, EN55013, EN55015, EN61547 et EN61000) en vigueur en Europe.

Outre ces précautions de base, il convient de choisir un appareil avec une intensité lumineuse suffisante, c'est-à-dire de l'ordre de 300 à 350 lux, à disposer jusqu'à une distance de 25 à 40 cm afin de faciliter la sécrétion matinale des hormones d'énergie. Le choix des ampoules constitue également un paramètre à prendre en compte. Il est conseillé d'utiliser des ampoules à large diffusion de lumière pour simuler le mieux possible la lumière du jour. Exemples : les lampes LUMIE et DAYVIA.

Les lunettes PSIO

Le principe

Le concept PSIO va bien au-delà de la luminothérapie. Il s'agit d'une paire de lunettes complètement opaques qui occupe totalement le champ perceptuel principal en combinant la vision et l'audition (fig. 27). La stimulation audiovisuelle rythmée avec PSIO délocalise l'attention de l'extérieur vers l'intérieur. Progressivement, le système PSIO isole « sensoriellement » le sujet en le saturant de stimulations auditives et visuelles. PSIO diffuse, à partir de fichiers MP3 téléchargeables, des programmes de stimulation audiovisuelle combinant sons, musique, voix, avec des lumières colorées synchronisées : la surstimulation sensorielle d'abord provoquée fait place à une phase de lâcher-prise, de profonde relaxation et de récupération. Dans un espace infini de sons, de couleurs et de lumières kaléidoscopique, PSIO et ses programmes permettent de se relaxer et nous plongent dans un mieux-être face au stress[47].

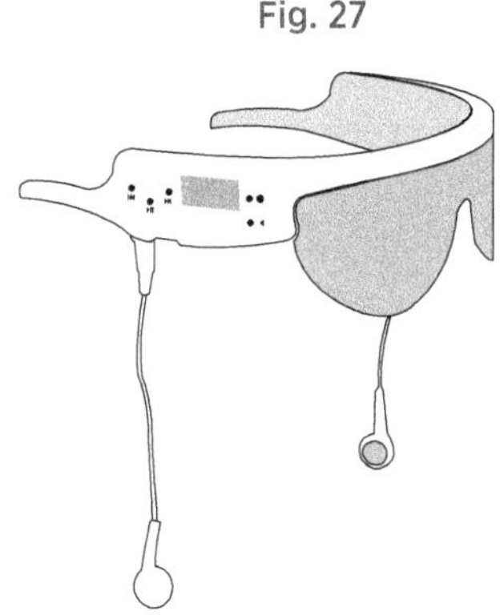

Lunettes PSIO

La stimulation audiovisuelle à fréquence variable pratiquée avec PSIO est une technique très simple, qui consiste à envoyer des sons et des lumières à des rythmes précis. Ces rythmes sont connus pour influencer l'état d'activité cérébrale. L'éveil, le sommeil, la détente sont en effet corrélés à des rythmes cérébraux, eux-mêmes influençables par le rythme des sons et des lumières administrés dans des conditions particulières. Dans les programmes PSIO, la fréquence de stimulation visuelle et auditive varie de trois à quinze cycles par seconde.

Activité cérébrale (1 hertz = 1 cycle par seconde)

Ondes β (bêta – 13 Hz et plus)	état de veille active – concentration
Ondes α (alpha – 8 à 12 Hz)	état de veille inactive – relaxation
Ondes θ (thêta – 5 à 7 Hz)	état méditatif – relaxation profonde
Ondes δ (delta – 0,5 à 4 Hz)	sommeil/rêves

De conception belge, ce système a été développé par **Stéphane Krsmanovic-Dumonceau** de la société Psychomed en collaboration avec une série de partenaires comme Philips et le département de physique optique de l'université de Liège. Grâce à son action sur le cerveau, ce système trouve de multiples usages dans le milieu de la santé et du bien-être (relaxation, gestion de la douleur, hypnose…). Ce système est également en test à la NASA pour voir s'il pourrait convenir aux astronautes pour faire un break, ou au contraire pour améliorer les performances[48].

Les usages

En cas de stress, d'angoisse, de déprime ou tout simplement de difficultés à trouver le sommeil, les lunettes PSIO évitent la prise d'un bon nombre de médicaments grâce à de multiples programmes dédiés. Plusieurs fichiers sont vendus exclusivement en pharmacie sous la forme d'« audiocaments » (gestion de la douleur, gestion de la boulimie, gestion du psoriasis, etc.).

Les lunettes PSIO sont également efficaces pour un usage spécifique en luminothérapie. Une étude toute récente a permis de tester l'effet de l'émission d'une lumière bleue (fréquence 470 nm) continue par les lunettes PSIO, sans stimulation sonore, sur la production de mélatonine à 20 heures, en comparaison avec d'autres situations (lumière normale sans lunettes, lumière rouge avec lunettes, lumière bleue avec lunettes et son). Le résultat prouve une inhibition forte de mélatonine, indépendamment de la présence du son[49].

Les lunettes PSIO peuvent également utiliser certains programmes en couleur bleue pour le traitement du jetlag et pour accroître l'attention dans le cadre du travail intellectuel. À ce sujet, une étude menée par l'équipe du docteur **Lehnert** du département de psychiatrie et de psychothérapie de l'université d'Erlangen-Nuremberg, en Allemagne, a démontré une amélioration immédiate dans le processus d'apprentissage, équivalent à un accroissement de cinq points de QI[50].

Les effets secondaires

Selon son concepteur, l'utilisation du PSIO ne comporte aucun danger pour une personne en bonne santé, et aucun effet secondaire n'est connu en trente ans d'utilisation sur des centaines de milliers d'utilisateurs. Cependant, dans certaines situations, il est préférable de consulter son médecin traitant avant d'utiliser le

PSIO, notamment si l'on souffre d'une maladie des yeux, du cœur, du système nerveux ou du cerveau. Par exemple, le PSIO est strictement contre-indiqué aux patients atteints d'épilepsie photosensible. Par sécurité, l'utilisation par des mineurs ne pourra se faire qu'avec accord parental préalable. Étant entendu que le PSIO occulte l'environnement proche avec ses verres opaques, il est bien évidemment interdit de l'utiliser au volant d'un véhicule, ou pendant l'utilisation d'une machine. L'utilisation se fait allongé ou assis, dans un environnement calme. Enfin, il est toujours conseillé de consulter son médecin traitant en cas de doutes ou de questions spécifiques.

LA LUMIÈRE, SOURCE DE CONFORT ET DE BIEN-ÊTRE

Se sentir bien dans sa tête et dans son corps est essentiel. Notre forme, notre bonheur dépendent de conditions intérieures et extérieures. Notre façon de vivre, d'organiser notre quotidien et notre habitation, tout cela a une influence sur notre psychisme et participe de notre bien-être et de notre joie de vivre.

La notion de bien-être s'est de nos jours considérablement élargie. Il ne s'agit plus d'un état passager ou provisoire : on veut être bien en permanence, quel que soit l'endroit ou le moment de la journée. Bref, chacun veut rester zen partout et toujours.

La lumière a bien sûr son rôle à jouer dans cette quête, car elle est omniprésente dans notre environnement et agit autant sur notre mental, notre physique et nos émotions que sur notre être spirituel.

Depuis toujours, la lumière tient une place prépondérante dans l'aménagement et la décoration de notre cadre de vie. Déjà, à la fin du XIXe siècle, des lampes à pétrole de toute beauté trônaient dans les séjours et brûlaient dans les jardins. Aujourd'hui, il existe mille et une façons de s'éclairer ; la lumière, qui apporte confort et esthétisme dans les demeures, permet de mettre les pièces davantage en valeur[51] – elle ne sert pas qu'à éclairer ! Elle permet de sculpter, de modeler les espaces. Puissante, douce, tamisée ou colorée, elle donne une ambiance aux endroits qu'elle illumine et du style aux objets et aux meubles vers lesquels on l'oriente. Comme le souligne l'architecte espagnol Alberto Campo Baeza : « L'architecture, l'espace ne sont rien sans lumière. Rien. Moins que rien. » L'architecte finlandais Juha Leiviskä ajoute : « L'espace est un instrument joué par la lumière ; elle glisse sur les murs, les niches, les colonnes et au-delà se reflète dans l'espace. » La lumière et l'espace sont ainsi en interrelation permanente.

Il en est de même de la lumière et de la couleur : l'une n'existe pas sans l'autre. La lumière agit autant sur le degré de perception d'une couleur que sur la qualité prise par celle-ci sous son éclairement. Une couleur n'est jamais perçue en fonction de sa composition chimique seule, mais selon son apparence sous une lumière déterminée.

CHAPITRE 4

LA LUMIÈRE NATURELLE AU SERVICE DU BIEN-ÊTRE

Au programme

- L'importance de la lumière naturelle
- Une lumière pour chaque pièce
- Les nouvelles technologies

L'importance de la lumière naturelle

De multiples études, qu'il serait trop long de détailler ici, démontrent que la lumière naturelle est non seulement nécessaire à la bonne santé physique des êtres vivants, mais aussi à leur bien-être psychique. Le rôle de la lumière naturelle pour la santé et le bien-être, dans la vie personnelle comme lors d'activités professionnelles, est aujourd'hui mieux compris et pris en compte par les concepteurs de nos divers environnements de vie.

Des études suédoises ont ainsi prouvé que les élèves avaient beaucoup plus de difficultés à se concentrer dans des locaux sans fenêtres que dans des locaux jouissant d'un éclairage naturel. Une étude menée par le NREL (National Renewable Energy Laboratory), aux États-Unis, a fait ressortir que la productivité au travail augmentait de 6 à 16 % dans des conditions de lumière naturelle.

Les habitants du monde occidental passent à l'heure actuelle de 80 % à 90 % de leur temps à l'intérieur de locaux. La lumière du jour qui y pénètre est une combinaison de lumière du soleil, de lumière du ciel et de lumière du jour reflétée[52] (fig. 28).

Fig. 28

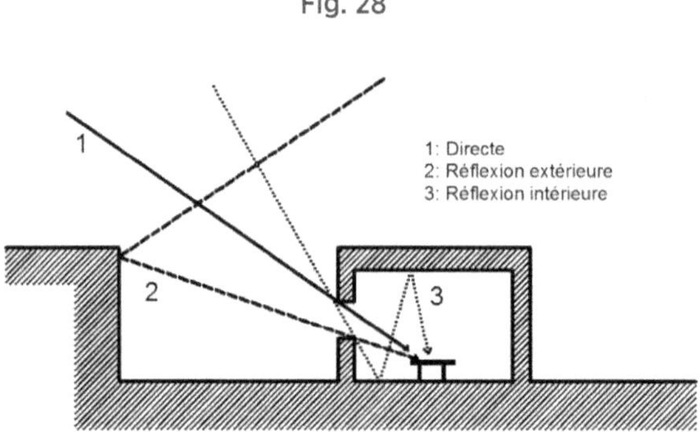

La lumière du jour, une lumière multiple

La lumière du soleil

C'est la partie de la lumière du jour issue directement des rayons du soleil, et qui entre par les fenêtres. Elle donne du caractère à une pièce, avec une lumière forte et des effets d'ombres, et pénètre plus ou moins loin dans la maison en fonction des saisons, notamment au printemps et en automne, lorsque le soleil se trouve très bas dans le ciel. Elle peut parfois être tellement forte que le besoin d'une protection s'impose.

La lumière du ciel

C'est la partie de la lumière du jour qui est dispersée et redirigée par l'atmosphère. Elle peut être mélangée avec la lumière du soleil, ou seule (par exemple lorsque le ciel est couvert). Elle donne une lumière douce et uniforme à la pièce, mais s'affaiblit en fonction de la distance jusqu'à la fenêtre. En règle générale, il serait idéal de pouvoir voir le ciel aux endroits de la pièce où vous voulez avoir le plus de lumière du jour.

La lumière reflétée

C'est la lumière du jour qui est reflétée par des surfaces externes, comme les bâtiments, les arbres, les pelouses, les terrasses, etc., et qui s'affaiblit en fonction de la distance. À l'intérieur d'une pièce, elle est reflétée par plusieurs surfaces, dont les murs, les sols et les plafonds. Il convient de tenir compte ici du fait que les dormants des fenêtres, les sols, les plafonds et les murs foncés absorbent ou « volent » une grande partie de la lumière du jour reflétée dans la pièce. La décoration intérieure joue donc un rôle important.

Une lumière pour chaque pièce

Si l'on se concentre sur le logement, chaque pièce est un lieu de vie qui accueille nos activités quotidiennes (cuisiner, dîner, lire, se préparer, etc.) et qui implique de ce fait un éclairage adapté[53].

- **La cuisine :** en fonction de ses dimensions, elle constitue souvent une des pièces où la famille passe le plus de temps. Outre le fait d'y préparer les repas, on y joue, on y travaille et on s'y détend. Cela nécessite un éclairage adapté à toutes ces fonctions. Cuisiner demande un bon éclairage, par exemple au-dessus des plaques de cuisson ou du plan de travail, l'idéal étant de ne pas tourner le dos à lumière ni de se laisser aveugler. Mais la lumière doit aussi créer une atmosphère agréable qui rende la pièce attrayante pour la famille et les invités.

- **Le salon :** il constitue la pièce centrale de la maison et a plusieurs fonctions. La famille et les amis s'y réunissent pour lire, regarder la télévision, jouer, écouter la musique et se détendre. Le salon est souvent la pièce la plus grande de la maison et constitue un endroit multifonctionnel ; il faut y prévoir plusieurs éclairages, tant par la lumière du jour que par une lumière artificielle, surtout si la pièce est vaste. Vous pouvez créer un coin lecture près d'une fenêtre et placer la télévision dans un endroit sombre, afin d'éviter les reflets sur l'écran.

- **Chambre d'enfants :** elle aussi est multifonctionnelle. Elle est utilisée pour les jeux, le repos, le travail scolaire et le sommeil. Les besoins de lumière du jour et de lumière artificielle varient d'une pièce bien éclairée, pour les jeux, à une lumière tamisée, pour le repos, puis à l'obscurité totale pour un sommeil tranquille. La lumière du jour et celle du soleil peuvent être des éléments additionnels agréables lorsque les enfants jouent, mais il faut pouvoir régler l'abondance de lumière avec des rideaux ou des stores. Quand les enfants grandissent, les rencontres avec leurs amis deviennent plus importantes. Il leur faut alors une lumière différente pour la lecture et un éclairage tamisé pour la détente. Les adolescents passent aussi beaucoup de temps à leur bureau pour faire leurs devoirs, dessiner ou jouer à des jeux vidéo. Ils ont alors besoin d'une bonne lumière de travail avec de préférence une combinaison de lumière du jour et de lumière artificielle.

- **Chambre à coucher :** la chambre à coucher est de plus en plus considérée comme un lieu de détente personnelle, et non plus seulement comme un endroit où passer la nuit. On y trouve la tranquillité pour lire, regarder la télévision ou être seul et se délecter à écouter le silence. La lumière du jour et les vues dégagées sur le ciel créent un sentiment de bien-être dans la chambre à coucher – rien ne vaut un réveil avec vue sur les environs et sur le beau temps à travers sa fenêtre. La possibilité de tamiser la lumière et de ventiler la pièce assure un climat intérieur sain, de jour comme de nuit.

- **Bureau :** de plus en plus de personnes travaillent chez elles. Ceci pose certaines exigences à l'aménagement du bureau, qui devient un endroit plus important qu'avant dans la maison. La lumière du jour est la meilleure lumière de travail, non seulement pour les yeux, mais également pour notre état d'esprit et nos niveaux d'énergie. Elle donne les meilleurs résultats lorsque le poste de travail est placé près d'une fenêtre. La fenêtre de toit offre une distribution égale de la lumière et donc les meilleures conditions de lecture, tant sur l'écran que sur papier. Disposez les meubles de façon à profiter au maximum de la lumière du jour.

Ces recommandations sont en particulier mises en valeur par Velux, le grand spécialiste de l'éclairage naturel.

Les nouvelles technologies

La lumière naturelle a parfois bien du mal à pénétrer dans nos espaces de vie. Pour l'y aider, de nouvelles technologies font leur apparition qui « poussent » ou transportent la lumière naturelle.

« Pousser » la lumière naturelle au cœur des bâtiments

À travers un projet de recherche initié au MIT (Massachusetts Institute of Technology) et poursuivi à l'EPFL (École polytechnique fédérale de Lausanne), des chercheurs ont conçu des fenêtres capables d'amener la lumière naturelle au fin fond des constructions. Cette technologie vient d'être intégrée sur six étages d'un immeuble ultramoderne de Tokyo[54] (fig. 29).

Le système, qui se positionne sur le haut du vitrage, collecte et redirige la lumière dans la pièce entière, tout en empêchant les rayons du soleil de descendre en dessous de l'horizontale afin d'éviter l'éblouissement des occupants. En partant du principe qu'une fenêtre de taille standard permet un éclairage satisfaisant jusqu'à environ six mètres, cette technologie permet globalement de doubler cette profondeur.

Fig. 29

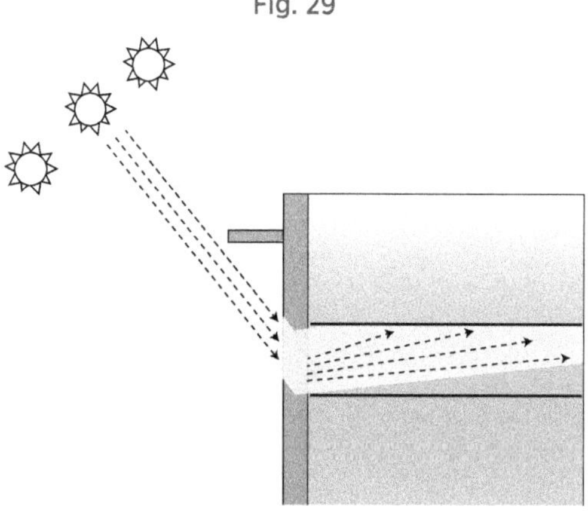

Vue en coupe de la fenêtre et redirection de la lumière jusqu'au fond du local

Transporter la lumière du soleil à l'intérieur des bâtiments

Si la lumière n'a pas la possibilité de pénétrer dans tous les espaces d'un bâtiment, il suffit de l'y amener. C'est le défi relevé par la société Parans qui, après un investissement conséquent en recherche et développement et une collaboration avec l'université technique Chalmers de Göteborg, en Suède, a développé un système permettant d'apporter la lumière naturelle à l'intérieur de chaque pièce de la façon la plus simple : des capteurs solaires à l'extérieur, des câbles de fibre optique qui transportent la lumière, et des luminaires pour la diffuser[55].

Fig. 30 (d'après La Compagnie du ciel)

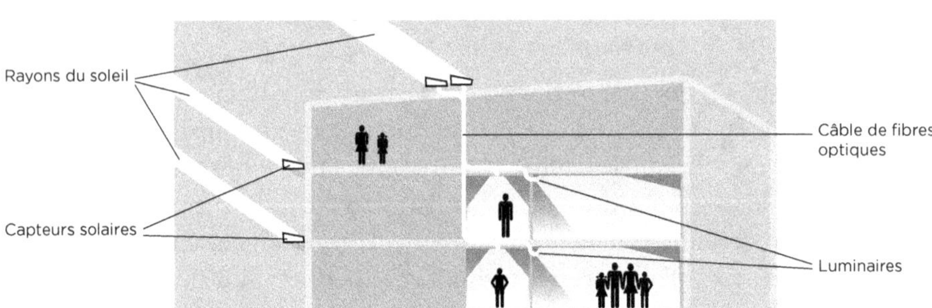

Dans tous les environnements intérieurs où l'efficacité énergétique et le bien-être jouent un rôle, ce système a déjà pu apporter une précieuse contribution : bureaux, écoles, boutiques, galeries et musées, habitations particulières…

CHAPITRE 5

LA LUMIÈRE ARTIFICIELLE AU SERVICE DU BIEN-ÊTRE

Au programme

- La lumière pièce par pièce
- À l'école
- Sur le lieu de travail
- Pour les personnes âgées

La lumière naturelle n'étant pas disponible en tout lieu et à toute heure de la journée, on la complète ou la remplace par la lumière artificielle afin de créer des niveaux d'éclairage suffisants dans nos différents espaces de vie. Complément indispensable à la lumière naturelle d'un point de vue fonctionnel, l'éclairage artificiel fait aujourd'hui également partie intégrante de l'architecture et devient à ce titre, au-delà de sa fonction d'éclairage, un élément d'aménagement de l'espace.

La lumière pièce par pièce

Comme on l'a mentionné dans le contexte de l'éclairage naturel, chaque pièce est un véritable lieu de vie qui accueille nos activités quotidiennes : cuisiner, dîner, lire, se préparer, etc., et qui nécessite donc un éclairage bien adapté[56]. Heureusement, le choix est vaste en matière de luminaires et il est aujourd'hui très facile de trouver la bonne solution : lampes sur pied, lampes de chevet, lampes halogènes, lampadaires, spots, tubes, etc.

- **La cuisine :** dans cette pièce « technique », deux types d'éclairage sont les bienvenus : une lumière diffuse pour toute la pièce qui assure un éclairage général et génère une ambiance agréable, et une lumière directe sur les zones de travail plus spécifiques (évier, fourneau, plans de travail…) réalisable grâce à l'installation de spots encastrables, de rails ou de bandeaux.

- **Le coin repas, la salle à manger :** l'éclairage d'ambiance est ici suffisant. Il doit permettre d'éclairer les convives assis autour de la table sans les éblouir. Puissant mais non agressif, il passe généralement par les lustres, les suspensions et les appliques murales.

- **Le bureau :** l'idéal est d'éclairer sans éblouir. Pour cela, utilisez un éclairage à faisceau ascendant pour diffuser une lumière d'ambiance et éviter les reflets, notamment sur les écrans d'ordinateur. Veillez aussi à installer un éclairage ponctuel dirigé vers la zone de travail et illuminant le point d'attention (lecture, écriture).

- **Le coin télévision :** pour regarder la télévision, il faut choisir un éclairage doux (regarder un film dans le noir fatigue) qui ne se reflétera pas dans l'écran. Le lampadaire avec abat-jour, souvent le roi du salon, se place en principe deux mètres avant le poste télé. Une lampe placée derrière la télévision et dirigée vers le mur ou des appliques murales avec diffuseur, fixées au mur derrière le spectateur, feront aussi l'affaire.

- **Les chambres :** dans les chambres, prévoyez un éclairage spécifique et localisé dans le coin lecture, l'idéal étant une lampe halogène avec variateur et tête pivotante. Favorisez les lumières douces et discrètes données par les traditionnelles lampes de chevet et les très à la mode guirlandes lumineuses, que vous pourrez attacher un peu partout : au-dessus du lit, en encadrement des fenêtres… Chez les enfants, pour une meilleure visibilité, ajoutez une lumière diffuse provenant du plafond. D'un point de vue pratique, pensez à pouvoir contrôler l'éclairage depuis l'entrée de la chambre et depuis le lit.

- **La salle de bains :** à la fois lieu de détente et pièce utilitaire, la salle de bains doit combiner deux types d'éclairage : un éclairage doux pour se relaxer et un éclairage plus efficace pour se raser, se coiffer et se maquiller.
- **Les couloirs et cages d'escalier :** l'éclairage d'un escalier doit avant tout souligner le relief des marches. Pour cela, il faut éviter une lumière aveuglante et trop directe qui risque d'écraser le relief. L'utilisation de luminaires à diffuseur est la bonne solution. Dans les couloirs, des appliques ou un éclairage à faisceau descendant feront l'affaire. Un éclairage situé au bas des murs, le long du couloir ou à côté des marches permet de créer un effet théâtral.

À l'école

Les relations complexes qui unissent la lumière et le bien-être, et en particulier les bienfaits engendrés par l'exposition à des niveaux de lumière bleue supérieurs du spectre de la lumière du jour, ont entraîné des recherches sur l'influence de la lumière sur le comportement des écoliers. Ce type de questionnement a en particulier été abordé par le professeur **Michael Schulte-Markwort** au centre médical universitaire de Hambourg-Eppendorf, avec cent seize écoliers et collégiens âgés de huit à seize ans de l'école In der Alten Frost[57]. Préalablement à l'étude, l'éclairage existant dans les salles de classe a été remplacé par le système Philips SchoolVision doté du concept de Dynamic Lighting. Ce concept de « dynamique de la lumière du jour » permet à l'enseignant de créer l'ambiance adéquate en fonction de l'activité ou de l'heure de la journée, en adaptant le flux lumineux*.

L'enseignant peut faire son choix à l'aide d'un écran tactile parmi quatre scénarios d'éclairage :

- **Normal :** convient aux activités de classe ordinaires.

- *Energy* (**Énergie**) : a un effet revigorant sur les élèves lorsqu'ils ont besoin d'être plus actifs. Ce type d'éclairage est adapté à une utilisation en début de journée (matin) ou d'après-midi (après la pause déjeuner).
- *Focus* (**Concentration**) : stimule la concentration lors des activités intenses.
- *Calm* (**Repos**) : crée une ambiance propice à la détente pour le travail individuel ou les moments calmes.

L'étude a montré que la durée d'attention, la concentration et le comportement des élèves s'amélioraient significativement lorsqu'ils travaillaient dans des conditions d'éclairage spécifiques.

La lumière dynamique, dont SchoolVision n'est qu'un des systèmes disponibles, permet de simuler la lumière du jour et de modifier les valeurs de température de la couleur de façon imperceptible, entraînant des effets psychologiques de stimulation ou de relaxation bénéfiques à l'activité en cours.

Sur le lieu de travail

Dans nos intérieurs et bon nombre de nos environnements de travail, nous sommes souvent soumis à des éclairages pauvres en lumière bleue qui peuvent à la longue engendrer des effets négatifs sur notre bien-être. Pour améliorer cette situation, il ne faut pas hésiter à investir dans un éclairage qui reproduise le plus fidèlement possible la lumière du jour, comme des ampoules économiques, qui sont plus riches en bleu.

Une expérience tentée dans une société de composants électroniques en Angleterre illustre parfaitement l'apport bénéfique d'une lumière enrichie de bleu. Deux étages y ont été équipés différemment, l'un en lumière blanche classique (4000 K) et l'autre en lumière blanche enrichie de bleu (17 000 K). Si l'aspect plus froid de ce second éclairage provoqua un effet désagréable au début, au bout de quelques semaines, l'effet s'inversa : le personnel avait l'impression de mieux travailler, d'être de meilleure humeur et de mieux dormir le soir. Une fois l'expérience terminée, les résultats statistiques montrèrent clairement, chez les employés travaillant à l'étage équipé d'un éclairage enrichi de bleu, une augmentation de la vigilance et des performances au travail, une diminution de la fatigue le soir et une amélioration de la qualité du sommeil[58].

Le type de lumière utilisée lors de cette expérience est le modèle Philips Master TL-D Activiva Active 17 000 K.

Pour les personnes âgées

Le vieillissement s'accompagne d'une série de changements physiologiques et comportementaux qui imposent un éclairage adapté aux personnes âgées, et cela en particulier pour la vue et la mémoire.

La lumière pour la vue

Les personnes âgées rencontrent souvent des problèmes dans l'accomplissement des tâches visuelles : lire, reconnaître les objets, discerner un visage dans la foule, voir dans des environnements faiblement éclairés et distinguer les objets en mouvement. Un apport de lumière supplémentaire peut pallier la baisse d'intensité lumineuse captée, qui est provoquée par la taille de la pupille, la transmission des rayons par le cristallin et la résolution de la vue. C'est pourquoi les niveaux de lumière chez les personnes âgées doivent en général être deux à trois fois plus élevés que pour les personnes d'âge moyen. Un bon rendu des couleurs est également indispensable ; il doit se situer à un niveau comparable à celui utilisé dans les solutions d'éclairage professionnel[59].

La lumière pour la mémoire

D'autre part, l'affaiblissement du système circadien dû au vieillissement est associé tant à des troubles du rythme veille/sommeil qu'à des troubles fonctionnels : réduction de la qualité du sommeil et des performances cognitives, troubles de l'activité physique, émotionnelle et sociale, dépression, baisse et fragmentation du rythme repos/activité.

Dès lors, un signal plus puissant devient nécessaire pour préserver la résistance et la synchronisation adéquates de l'horloge biologique. Ce signal plus puissant conserve un effet sur le rythme circadien affaibli, car même chez les personnes plus âgées et celles souffrant de la maladie d'Alzheimer, on observe une réactivité élevée aux stimuli et une plasticité du système circadien. Un système circadien renforcé est bénéfique pour les personnes âgées, en particulier pour les patients atteints de la maladie d'Alzheimer, car il réduit l'agitation et améliore l'activité. Un niveau d'activité plus élevé a un effet positif sur les performances cognitives et sur la qualité subjective du sommeil chez les personnes âgées, et peut constituer une protection contre certaines maladies chroniques[60].

Ces constatations sont issues d'une étude menée par **R. F. Riemersma** et ses collègues au Netherlands Institute for Neurosciences sur une demande de Philips[61]. Les chercheurs ont mené une étude d'une durée de deux ans dans des maisons de retraite en analysant, au cours d'une journée complète, l'effet sur l'œil d'une lumière vive de 1 000 lux et de 4 000 K. Les résultats indiquent que l'utilisation à long terme de la lumière comme stimulus de l'horloge biologique pourrait avoir amélioré les capacités de celle-ci à synchroniser les rythmes, contribuant ainsi de manière considérable à l'activité générale des personnes âgées. L'étude montre ainsi que l'évolution de la maladie d'Alzheimer peut être ralentie grâce à une thérapie légère. La perte des capacités cognitives a été réduite de 5 %, bien que la rapidité de la progression soit restée inchangée. En outre, les résultats indiquent une augmentation de la durée du sommeil, une réduction des symptômes dépressifs et une amélioration des activités de la vie quotidienne.

Dès lors, des niveaux de lumière plus élevés, plus précisément quatre fois plus élevés que ceux requis pour les espaces de détente, se révèlent efficaces pour le traitement de certains troubles liés à l'âge tels que les troubles du sommeil, la perte des capacités cognitives, les variations d'humeur et les symptômes dépressifs.

CHAPITRE 6

L'ÉCLAIRAGE, TOUT UN ART

Au programme

- Les types d'éclairage
- Le choix d'une lampe
- Simuler la lumière du jour et les paysages naturels
- La magie de la lumière-objet
- La couleur, complément naturel de la lumière

Les types d'éclairage

Pour qu'un intérieur soit agréable à vivre, il doit être adapté aux besoins de ses occupants : éclairage de travail pour diverses activités, éclairage d'ambiance pour la création d'une atmosphère, éclairage décoratif pour la mise en valeur d'objets. Il faut aussi prévoir, en fonction des activités, des niveaux d'éclairage adaptés.

Il existe en gros six types distincts d'éclairage[62] :

- **L'éclairage indirect :** le flux lumineux est dirigé vers les murs ou le plafond qui réfléchissent à leur tour la lumière. La lumière réfléchie sera d'autant plus forte que la couleur des murs et du plafond sera claire. Exemples : un lampadaire halogène, une applique, une corniche…

- **L'éclairage diffus :** diffusant la lumière sur 360°, il permet d'éclairer tout le volume d'une pièce. Les rayons émis par la source de lumière sont généralement filtrés par un écran de verre opalisé, dépoli ou par d'autres matériaux translucides. Exemples : un lustre, un globe, un tube fluorescent…

- **L'éclairage direct :** entièrement dirigé sur la surface à éclairer, il sait mettre en valeur les objets en créant des contrastes qui soulignent formes et volumes. Exemples : un spot, un plafonnier, une lampe de bureau…

Fig. 31

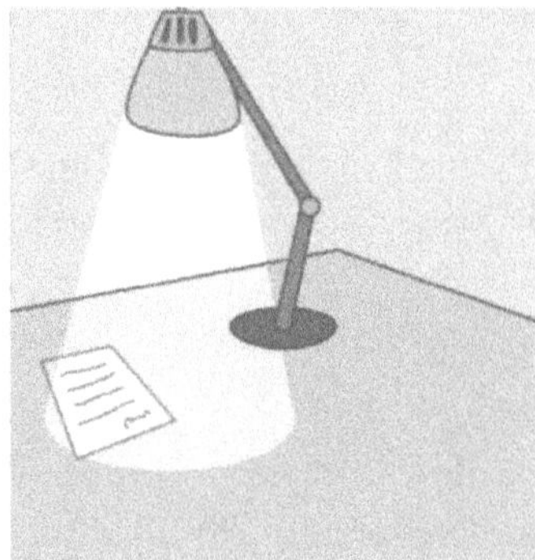

L'éclairage direct

- **L'éclairage mixte :** il réunit dans un même luminaire les avantages des trois modes précédents en diffusant simultanément la lumière par le haut, par le bas et au travers d'un matériau translucide. Exemples : une lampe de table, de chevet ou de bureau avec un abat-jour.

Fig. 32

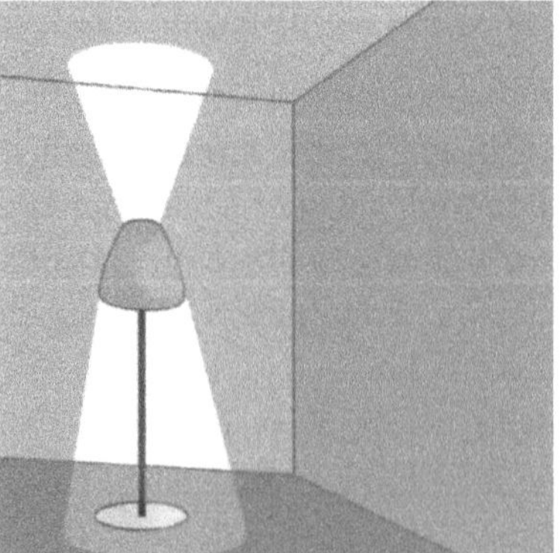

L'éclairage mixte

- **L'éclairage décoratif :** il est utilisé, comme son nom l'indique, à des fins purement décoratives. Il peut être simple, comme un spot dont on dirige le faisceau sur des verres et des bouteilles de façon qu'il en projette les formes et les couleurs sur un mur. Il peut être plus extravagant, comme une sculpture en néon.
- **L'éclairage cinétique :** il s'agit d'un éclairage en mouvement. La lueur fournie par la flamme d'une bougie ou celle d'un feu de cheminée en sont de bons exemples. Il constitue un complément très agréable à d'autres formes d'éclairage.

Fig. 33

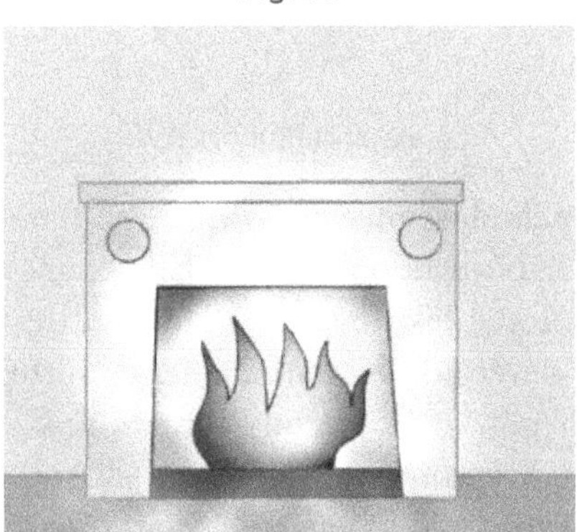

L'éclairage cinétique

Le choix d'une lampe

Les types de lampes

L'éclairage doit vous simplifier la vie. Pour cela, chaque paramètre compte : type et puissance des ampoules, disposition et orientation des sources lumineuses[63], etc. Il existe trois familles de lampes[64].

La lampe à incandescence

C'est une lampe à filament métallique dans une atmosphère gazeuse (fig. 34). Ce filament, parcouru par le courant électrique, est porté à très haute température afin d'émettre de la lumière. Deux types de lampes fonctionnent selon ce principe : les lampes incandescentes classiques et les lampes incandescentes halogènes.

Fig. 34

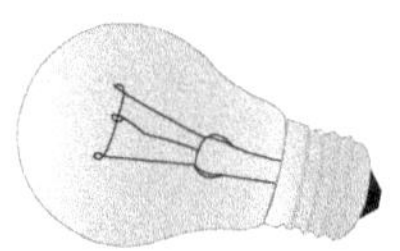

Lampe à filament métallique

La lampe à incandescence classique est économique à l'achat mais consomme beaucoup d'énergie. Elle donne un bon rendu des couleurs et renforce les tonalités chaudes. Il est préférable de la réserver à des durées de fonctionnement courtes (escaliers, caves, toilettes…) en raison de sa consommation. Certaines ampoules contiennent du krypton ou du xénon. Le krypton ralentit le noircissement de l'ampoule, la quantité de lumière diffusée est donc supérieure. Le xénon, autre gaz rare, ralentit considérablement l'évaporation du filament de tungstène et donne une meilleure efficacité lumineuse.

La lampe à incandescence halogène est pratiquement identique à la lampe à incandescence classique, à la différence qu'elle utilise un gaz halogène. Elle n'est guère plus économique énergétiquement que la lampe à incandescence classique, mais à puissance égale, elle émet 20 % de lumière en plus, et sa durée de vie est deux à trois fois supérieure. La lumière de la lampe halogène est la plus proche de la lumière du jour, et elle donne un excellent rendu des couleurs.

La lampe fluorescente

C'est une lampe tubulaire dont l'ampoule est tapissée de poudre fluorescente. Cette poudre est rendue lumineuse par le rayonnement ultraviolet émis par une décharge dans la vapeur de mercure contenue dans l'ampoule. Elle prend essentiellement deux formes : les **tubes fluorescents,** encore dénommés TL, et les **lampes basse consommation** (ou **fluocompactes**), qui s'utilisent comme des lampes à incandescence classiques (même culot).

La lampe fluorescente est cinq fois plus économique et dure huit à dix fois plus longtemps qu'une lampe à incandescence. Elle est bien adaptée aux pièces destinées à rester longtemps allumées. Leur esthétique discutable la cantonne souvent aux cuisines de grands-mères, aux bureaux, entrepôts, supermarchés. De plus, du fait de la longueur de sa forme, les ombres qu'elle porte ne sont pas très naturelles.

Depuis leur création, diverses améliorations ont été apportées à ces lampes, en particulier quant à leur couleur, qui est passée du blanc blafard à une lumière naturelle. Plus récemment, grâce à l'électronique, ces lampes ont par ailleurs été miniaturisées et peuvent maintenant se loger dans la plupart des luminaires.

Fig. 35

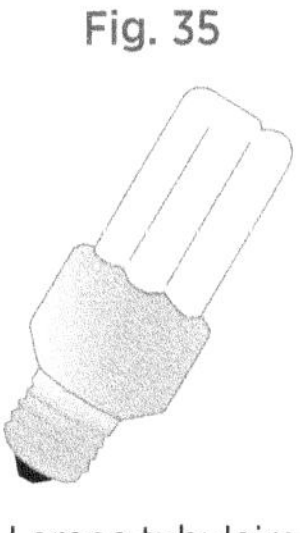

Lampe tubulaire

La lampe à diodes électroluminescentes

Nommée DEL, ou LED en anglais, c'est une lampe qui utilise des diodes électroluminescentes, c'est-à-dire un composant semi-conducteur associant deux matériaux dont l'un présente un excès d'électrons et l'autre un manque d'électrons. Lorsque cette jonction est soumise à une différence de tension, les électrons en excès passent dans la zone en manque pour s'y recombiner. Cette recombinaison génère un rayonnement dont la couleur dépend des éléments des matériaux de jonction.

Les LED ont d'abord surtout été utilisées pour réaliser des voyants lumineux, en raison de leur tension d'alimentation adaptée à l'électronique et de leur longue durée de vie (témoin de veille ou de fonctionnement d'appareils électriques, signalisation…) ; mais aujourd'hui, on les emploie de plus en plus pour l'éclairage, suite aux avancées technologiques dont a bénéficié le domaine des diodes électroluminescentes. Leur durée de vie est très variable en fonction de la température ambiante et de la tension appliquée. Il est à noter que les LED fonctionnent en courant continu, ce qui nécessite de les connecter à un transformateur-redresseur, qui peut être intégré ou non.

Ampoule et bambou

La première ampoule développée par Edison était dotée d'un filament de bambou du Japon, qui grillait malheureusement au bout de trente heures. Un des ingénieurs de son équipe, Lewis Howard Latimer, trouva la solution en remplaçant le bambou par du carbone.

Les caractéristiques des lampes

Durée de vie

La durée de vie d'une source lumineuse varie de 1 000 à 12 000 heures en fonction du type :

- la lampe à incandescence : environ 1 000 heures ;
- la lampe fluorescente (ou lampe TL) : entre 10 000 heures et 20 000 heures suivant le modèle ;
- la lampe fluocompacte : de 6 000 à 12 000 heures ;
- l'éclairage halogène : jusqu'à 5 000 heures pour l'éclairage dichroïque ;

- la lampe à LED : de 5 000 heures à 100 000 heures en fonction de la température ambiante et de la tension appliquée.

L'éclairage dichroïque

Dans la gamme des lampes halogènes basse tension, on appelle « dichroïques » les lampes qui ont subi un traitement particulier de leur réflecteur de manière à projeter la lumière (rayonnement lumineux visible) vers l'avant et la chaleur (rayonnement infrarouge) vers l'arrière. Cela présente l'avantage de ne pas endommager, par la chaleur, les objets exposés à cette source de lumière.

Efficacité lumineuse

L'efficacité lumineuse d'une lampe est la quantité de lumière émise par nombre de watts consommés. Elle s'exprime en lumens/watt (lm/W) et permet de comparer les lampes entre elles. Plus cette efficacité est grande, plus la lampe émet de lumière pour une même consommation d'électricité. L'efficacité des lampes à incandescence se situe entre 11 et 19 lm/W, celle des ampoules halogènes est meilleure comprise entre 13 et 21 lm/W. Les ampoules fluocompactes ont une bonne efficacité lumineuse (entre 40 et 60 lm/W), tout comme les tubes fluorescents (60 à 100 lm/W). Quant aux lampes à LED, elles ont une efficacité comprise entre 40 et 90 lm/W.

Température et rendu des couleurs

Les différents types d'ampoules diffusent une lumière plus ou moins chaude et plus ou moins blanche selon leur température de couleur. Les ampoules incandescentes classiques et halogènes ont un bon rendu des couleurs ; la lumière halogène est celle qui se rapproche le plus de la lumière naturelle. En effet, ses couleurs sont plus différenciées et plus vives. En revanche, les ampoules fluorescentes ont un mauvais rendu des couleurs. Quant aux LED, elles présentent des températures de couleur variant du chaud (2 700 K) au froid (6 500 K), leur rendement étant meilleur dans les couleurs froides et leur indice de rendu des couleurs variant de 50 à 80 IRC.

L'indice de rendu de couleur

L'indice de rendu de couleur (IRC) varie de 60 à 100. Il indique l'aptitude d'une lampe à ne pas déformer l'aspect habituel des objets qu'elle éclaire.

- IRC > 90 : très bon rendu de couleur ;
- IRC 80 à 90 : bon rendu de couleur ;
- IRC 60 à 80 : rendu de couleur modéré.

Les informations

Il n'existe pas de marque absolue de qualité pour les lampes comme il en existe pour les luminaires. Toutefois, des informations sont présentes sur les emballages et assurent la qualité et la sécurité. Vous devez impérativement voir apparaître les informations suivantes :

- **le marquage :** CE (selon les directives européennes) ;
- **la puissance en watts (W) :** plus le chiffre est élevé, plus la lampe consomme. La qualité d'un bon éclairage ne se mesure pas au nombre de watts installés ;
- **la tension en volts (V) :** elle indique la tension du courant électrique que la lampe peut supporter (230 V en basse tension, 50 V en très basse tension) ;
- **le culot de la lampe :** le chiffre précise le diamètre, la lettre E (comme Edison) indique qu'il est à vis alors que la lettre B indique qu'il est à baïonnette.

Simuler la lumière du jour et les paysages naturels

Grâce à un système de fenêtres virtuelles ou de plafonniers, il est possible d'apporter la lumière naturelle, avec tous ses bienfaits, à l'intérieur. Ce procédé, développé initialement pour le milieu hospitalier par Sky Factory, permet de recréer une atmosphère naturelle et relaxante, ainsi que d'embellir et d'agrandir son espace intérieur[65].

Il consiste à créer des illusions optiques de paysages ou de ciel basées sur des photographies de haute résolution rétroéclairées avec une lumière semblable à celle du jour.

Le système de fenêtre

Il se compose des éléments suivants[66] (fig. 36) :

- **Une lumière similaire à celle du jour diffusée par LED :** des panneaux LED extrafins (57 mm d'épaisseur au total), d'une durée de vie de 80 000 heures, diffusent une lumière blanche dite *daylight*, c'est-à-dire similaire à celle du jour (elle possède la même température de couleur, 6 500 K). Cela augmente le réalisme du paysage et relaxe l'observateur, car l'esprit reconnaît cette lumière comme étant naturelle. Cette lumière permet en outre un parfait rendu des couleurs.

- **Des images de très haute résolution disponibles en ligne :** des dizaines d'images offrant un large choix (grand ciel ou paysage lointain pour mieux respirer, forêt verte et cascades pour un espace rassurant, la plage pour la détente, exotisme et palmiers pour voyager, etc.) sont disponibles sur le site du fabricant. Toutes ces photographies, de très haute résolution, sont retravaillées sur mesure pour un rendu parfaitement réaliste.

- **Des styles et cadres au choix :** une large gamme de styles et de cadres (rustique en bois ou moderne en aluminium, par exemple) ainsi que différentes essences de bois sont disponibles.

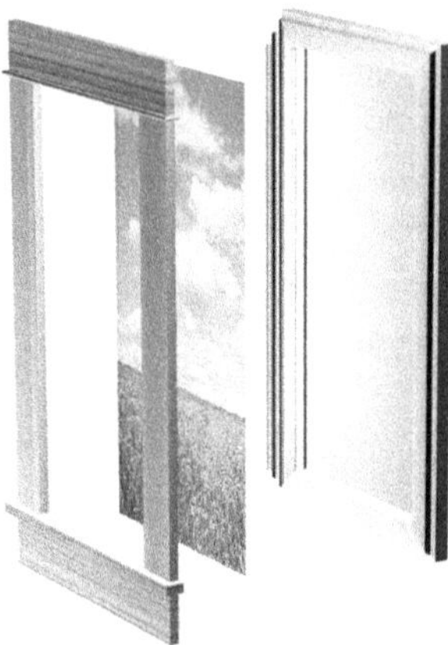

Le système de fenêtre (d'après La Compagnie du ciel)

Le système de plafonnier

Il se compose des éléments suivants (fig. 37) :

- **Un caisson lumineux** qui diffuse une lumière similaire à celle du jour (*daylight* à 6 500 K). Basse consommation et longue durée de vie. Le rétroéclairage peut être en tube fluorescent T5 ou en LED.

- **Une dalle d'image de 60 x 60 ou 120 x 60 cm** en polycarbonate sur laquelle est imprimée une image du ciel de très haute résolution. La création graphique est sur mesure : chaque projet implique un travail personnalisé de l'image du ciel en fonction de la configuration du lieu.

- **Un élévateur breveté** qui rehausse la dalle d'image et crée une impression de profondeur et de trois dimensions.

- **Un variateur d'intensité lumineuse** qui permet de moduler le niveau d'éclairage en fonction de l'heure de la journée ou de l'humeur. L'utilisateur peut donc changer l'atmosphère de la pièce.

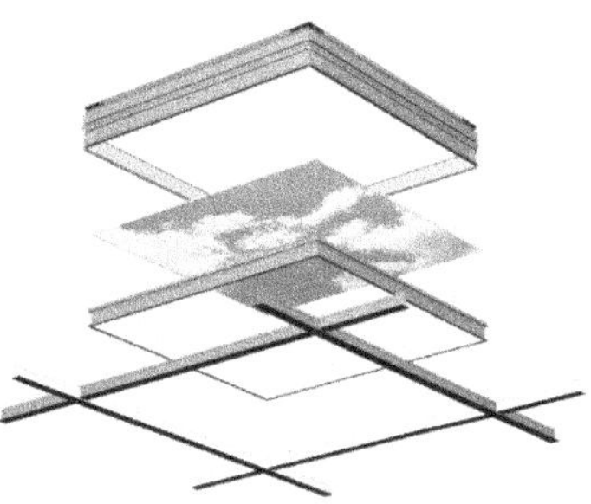

Le système de plafonnier (d'après La Compagnie du ciel)

Les domaines d'utilisation

On distingue principalement trois domaines dans lesquels l'emploi de ces systèmes se révèle particulièrement efficace.

Le milieu de la santé

Dans ce cadre, le système de simulation de la lumière du jour relaxe les observateurs et améliore le confort des patients et des employés. Il crée une ouverture à la fois esthétique et psychologique dans des zones angoissantes, car souvent privées de lumière du jour.

Les maisons de repos

Ici, le système crée l'illusion optique du ciel afin de créer une ouverture psychologique et visuelle. Le but est de détendre les résidents grâce à la vision de la nature, dont les bienfaits psychologiques sont reconnus et qui aide aussi à soulager certains troubles cognitifs. Les stimuli déclenchés par le contact de la nature permettent le déclenchement d'une réaction psychophysiologique positive.

Le système y permet de synchroniser notre horloge biologique, mais aussi de bénéficier d'une vue sur l'extérieur qui a d'évidents avantages psychologiques. On se rapproche ainsi des recommandations du code du travail, qui conseillent fortement l'existence d'une ouverture sur l'extérieur.

La magie de la lumière-objet

Les nouvelles créations luminaires conjuguent esthétique et bien-être. La matérialisation de la lumière s'affiche comme l'une des tendances actuelles de la création contemporaine, mais l'intégration de l'éclairage dans notre quotidien peut aller encore plus loin. À l'avenir, nos maisons posséderont peut-être des rideaux qui s'allumeront à la tombée de la nuit, et nous pourrions enfiler des vêtements lumineux pour sortir.

Voici un aperçu de quelques éclairages très tendance.

- La lampe **« Bulb » de Paul Cocksedge** : ce designer possède un don certain d'illusionniste. Bulb, l'une de ses plus belles pièces, est un vase rempli d'eau dont la base s'illumine quand une fleur est placée à l'intérieur. Quand celle-ci meurt, la tige sèche, donc le courant ne peut plus passer et la lumière disparaît.
- La lampe **« Styrene » de Paul Cocksedge** : c'est une lampe qui se déforme en fonction de la chaleur.
- La lampe **« Dal » de Violet** : « Dal » est une lampe vivante, connectée à Internet via une liaison Wi-Fi. Elle exprime par des changements de couleurs toutes les informations que l'utilisateur juge utiles : le trafic sur le périphérique entre deux sorties, la météo du lendemain… Elle est également un messager émotionnel permettant d'envoyer ou de recevoir des messages colorés. On peut ainsi envoyer un « je t'aime » par SMS à la lampe d'une personne aimée. « Dal » s'exprime « calmement » par le changement de couleurs d'une ou plusieurs de ses neuf

zones colorées, la dalle de verre est sensible au toucher et l'objet réagit au « bruit ».

- Les lampes « **Angelux** » et « **XY** » **d'Ozone** : véritables objets de décoration, les lampes d'Ozone se combinent à l'infini. La lampe « Angelux » se compose de tubes en verre soufflés à la bouche et orientables autour d'articulations en acétal. La « XY » est construite à base de tiges à section rectangulaire permettant une finition et une définition rigoureuses des formes.

- La lampe « **Luester** » **d'Ingo Maurer** : Ingo Maurer, le pape de la lumière depuis cinquante ans, fut le premier à jeter son dévolu sur les diodes LED. Incrustées dans l'épaisseur du verre, ses diodes illuminent les surfaces les plus variées. Les tables, bancs et miroirs de Maurer deviennent autant d'objets magiques à caresser du regard, comme des œuvres d'art.

- Les **lampes-mobilier de Douglas Mont** : de forme très organique, les créations de Douglas Mont, jeune designer français, intègrent la plupart du temps une source lumineuse au mobilier qui se transforme alors en lampe. Le siège « Spidlight » en est un exemple typique.

- La lampe « **Yang** » **d'Artémide** : dessinée par Carlotta de Bevilacqua, sa forme sphérique et ses six pieds permettent de la positionner à son gré. C'est une véritable lampe multifonctions autorisant la création d'une multitude d'ambiances différentes et pouvant aussi être utilisée dans le cadre de la chromothérapie*.

À noter

Pour plus d'informations à propos de ces lampes, n'hésitez pas à consulter les adresses pratiques détaillées en fin d'ouvrage.

La couleur, complément naturel de la lumière

La lumière et la couleur sont intimement liées : la lumière contient toutes les couleurs, et la couleur visible naît de l'interaction entre lumière et matière. Dans notre environnement, la lumière et la couleur cohabitent et agissent souvent ensemble au service de notre bien-être.

La première chose qui nous vient à l'esprit lorsqu'on songe aux couleurs est leur aspect esthétique : une couleur est belle ou ne l'est pas. Mais les choses ne s'arrêtent pas là. Les couleurs et leurs combinaisons exercent une influence physiologique et psychologique sur chacun de nous. L'effet physiologique peut, par exemple, se traduire par une série de phénomènes comme l'excitation de notre système nerveux (rythme respiratoire, pouls et tension). L'effet psychologique des couleurs porte quant à lui principalement sur les sentiments (agressivité, agitation, nervosité, tranquillité, joie…) ou sur certaines sensations (chaud/froid, petit/grand…).

Chaque couleur a ainsi son propre caractère, lequel varie en fonction des combinaisons, des nuances, de l'espace et de la luminosité. Ainsi, le rouge orangé rend les gens agités et nerveux. Cette couleur augmente la pression artérielle et accélère la respiration. Le bleu, en revanche, a un effet apaisant : dans un environnement de cette couleur, la pression artérielle diminue tandis que le pouls et la respiration ralentissent[67].

La couleur a également un impact sur l'aménagement de notre cadre de vie : l'utilisation de certaines couleurs peut engendrer des effets contraires.

Petit ou grand ?

Chacun de nous a certainement déjà fait cette expérience : avoir l'impression d'être dans une grande pièce, alors que ses dimensions sont petites, ou d'être dans une petite pièce alors que ses dimensions sont plus importantes. De fait, certaines couleurs « agrandissent » une pièce et d'autres la « rapetissent ».

La cause de cet effet visuel d'éloignement/rapprochement réside dans le fait que l'œil humain ne peut capter toutes les longueurs d'onde de la lumière en un même endroit. Plus la longueur d'onde est grande (couleurs chaudes), plus l'environnement semble proche. Plus la longueur d'onde est courte (couleurs froides), plus tout semble éloigné. C'est ainsi que les couleurs peuvent faire paraître une pièce plus petite ou plus grande. Des cloisons et des murs peints en jaune clair donneront l'impression visuelle d'une pièce plus grande. Un plafond peint en bleu clair paraîtra plus haut. Un bureau jaune-orange peut donner une impression de chaleur, mais semblera plus petit à l'observateur.

Chaud ou froid ?

Bien qu'elles aient une température identique, certaines pièces nous paraissent plus chaudes que d'autres. Leur seule différence : la couleur. Cette « chaleur » des couleurs n'est pas seulement une question de sensation. Plusieurs études ont en effet démontré qu'il existait bel et bien un lien entre certaines couleurs et l'activité métabolique[68] (réactions cutanées, pression artérielle et pouls). Les couleurs froides ont un effet calmant, apaisant, tandis que les couleurs chaudes sont stimulantes. D'autre part, les couleurs plus foncées et profondes donnent l'impression d'un cadre restreint et étriqué (effet déprimant), tandis que l'illusion d'espace et de calme produite par des couleurs plus claires engendre une stimulation psychologique. Dans certains cas, un mélange de couleurs est recommandé, dans la mesure où une couleur uniforme n'offre pas suffisamment de diversité. Il s'agit bien d'atteindre un équilibre entre le nombre et l'intensité des couleurs.

Lumière et couleur

La lumière combinée à la couleur joue incontestablement un rôle essentiel dans l'aménagement du cadre de vie. Véritables « créateurs d'ambiances », ces deux éléments peuvent avoir un effet apaisant ou stimulant. Un mauvais éclairage ou une mauvaise combinaison de couleurs peuvent engendrer des effets négatifs sur le moral. Il faut donc particulièrement soigner ces aspects-là. Citons quelques exemples.

Le rouge

Le rouge est la couleur la plus spectaculaire du spectre. Il suffit d'un peu de rouge pour faire beaucoup d'effet. Son effet stimulant le prédestine aux pièces dans lesquelles le mouvement et l'activité sont élevés : le hall d'entrée, la cuisine (il aiguise aussi l'appétit) ou la salle d'exercice physique. L'excès de rouge est parfois source de tension nerveuse, d'agressivité et de colère. Il faut donc l'utiliser dans les pièces adéquates et en quantités appropriées pour profiter de ses qualités dynamisantes et sans être écrasé.

Le jaune

Le jaune est lumineux, joyeux et stimulant. C'est une couleur idéale pour un bureau ou une salle de jeu, car en favorisant l'activité intellectuelle, il rend l'esprit plus vif et plus agile. Le jaune est à éviter dans les chambres à coucher car, en stimulant les facultés mentales, il peut rendre le sommeil difficile. Son effet peut être atténué par une couleur apaisante, comme le bleu, car employé seul et en grande quantité, il peut se révéler trop stimulant pour le système nerveux.

Le bleu

Le bleu est la couleur du calme, de la relaxation et de la détente. C'est la couleur idéale (surtout le bleu foncé) pour la chambre à coucher, car il favorise un sommeil profond et paisible. La richesse de la gamme du bleu permet de l'utiliser également dans d'autres pièces. Ainsi un bleu électrique est parfait pour la cuisine du fait de ses propriétés rafraîchissantes, et un bleu barbeau (ou bleuet) dans la salle de bains, pour se détendre.

Le vert

En fonction de ses diverses nuances, le vert est à la fois rafraîchissant (vert menthe), stimulant (vert pomme ou citron vert), apaisant (verre bouteille) et convient de ce fait à différents lieux. En général, le vert est une couleur qui convient bien aux pièces affectées à la relaxation ou au repos. Ses qualités apaisantes lui donnent la réputation d'être la couleur la plus bénéfique. Il est très souvent employé dans les hôpitaux pour ses vertus reposantes. Il est également utilisé dans les lieux où se prennent des décisions, comme les salles de réunion ou de conférence.

L'orange

Couleur excitante et vivifiante, l'orange convient très bien aux endroits récréatifs, comme une salle de jeux. C'est aussi une couleur favorable à la communication, il peut ainsi très bien convenir aux salles à manger, surtout qu'il stimule aussi l'appétit ; mais il vaut mieux alors l'utiliser de façon discontinue. L'orange comme couleur unique peut en effet se révéler trop puissant et avoir un effet écrasant.

Le violet

Le violet est une couleur au caractère puissant, théâtral et mystérieux. Il convient donc pour créer une atmosphère de ce type dans la maison. C'est aussi une couleur contemplative qui convient aux lieux destinés à la méditation, au yoga ou toute autre forme d'exercice spirituel. À part ces quelques cas spécifiques, le violet s'utilise plutôt par touches, en complément d'autres couleurs.

Le noir

Le noir anime les autres couleurs. Utilisé pour des détails, en petites quantités, il ajoute de la vigueur à une pièce et fait ressortir les teintes qui se trouvent à proximité. Placé à côté d'une couleur pure, il la fait paraître plus lumineuse. Il est déconseillé de faire une utilisation abusive du noir : un grand mur ou un plafond noir peuvent donner un sentiment d'étouffement en faisant paraître la pièce beaucoup plus petite.

Le blanc

Clarté, limpidité, pureté extrême, le blanc agrandit l'espace et compense son absence de couleur par une mise en valeur de la lumière. Employé dans une harmonie colorée, le blanc sert à diminuer l'intensité des couleurs pures : à son contact, les couleurs paraissent soit plus sombres, soit rehaussées. Mais le « blanc intégral » n'est pas un choix facile. Il implique de savoir jouer sur la texture des matériaux qui peuvent s'associer à l'infini pour créer des atmosphères très différentes. Sa simplicité peut permettre des harmonies délicates et romantiques en jouant, par exemple, sur les camaïeux de blancs, déclinés du beige très clair au blanc pur.

COMPRENDRE LA LUMIÈRE ET LA COULEUR

La lumière visible est intimement liée à la couleur. L'une ne se conçoit pas sans l'autre. Pour s'en convaincre, il suffit de regarder la face arrière d'un CD-Rom soumise à la lumière « blanche » provenant du soleil et d'y voir apparaître une multitude de couleurs. Le même phénomène se présente lorsque vous regardez un arc-en-ciel. La lumière se décompose en une série de couleurs, du rouge au violet, qui constituent le spectre visible de la lumière. Cette décomposition de la lumière a été démontrée expérimentalement par le physicien **Isaac Newton** en 1676 en faisant tomber un faisceau de lumière solaire sur un prisme de verre. Il observa que la lumière se décomposait en une bande multicolore reproduisant exactement la répartition de l'arc-en-ciel.

Ce lien intime entre la lumière et la couleur se manifeste en permanence autour de nous. Il suffit de se lever la nuit et de constater que la nappe rouge de la salle à manger a changé de couleur et se rapproche du gris foncé, voire du noir, comme d'ailleurs le reste de la pièce. En réalité, c'est bien la lumière qui projette à nos yeux les différentes couleurs qui nous entourent, et cette projection est soumise à une série de règles. D'une manière générale, les objets absorbent ou diffusent de la lumière. Nous voyons ainsi notre nappe comme rouge car celle-ci diffuse la lumière rouge et absorbe toutes les autres composantes de la lumière. La couleur est ainsi en quelque sorte une « illusion » qui dépend des conditions d'éclairement.

Comprendre les mécanismes qui se cachent derrière la lumière et la couleur est donc essentiel pour comprendre l'environnement dans lequel nous vivons et leur impact sur notre santé et notre bien-être.

CHAPITRE 7

COMPRENDRE LA LUMIÈRE

Au programme

- La nature de la lumière
- La lumière visible
- La composition spectrale de la lumière visible
- Les sources de lumière
- De la lumière à l'éclairage

La nature de la lumière

La question de la nature de la lumière intrigua bon nombre de scientifiques et de savants depuis l'Antiquité. Certains pensaient que la lumière était une onde (théorie ondulatoire), d'autres pensaient qu'elle était constituée de petites particules (théorie corpusculaire). En réalité, les deux camps avaient raison : la lumière est à la fois une onde et un ensemble de corpuscules.

Dans l'Antiquité, pour **Démocrite** (460-370 av. J.-C.) et **Aristote** (384-322 av. J.-C.), la lumière est un jet de particules « se détachant de la surface des corps, s'élançant dans l'air et nous permettant de voir ces corps ».

Plus proche de nous, à la fin du XVIIᵉ siècle, la première théorie complète de la lumière fut établie par le physicien néerlandais **Christian Huygens** (1629 1695). Il considérait que l'univers était rempli de particules dont les mouvements oscillatoires se transmettaient de proche en proche, comme les ondulations qui apparaissent à la surface de l'eau quand on y jette une pierre. Toutefois, sa théorie, qui possédait certaines limitations en d'autres domaines, fut bientôt éclipsée par la théorie corpusculaire de la lumière établie à la même époque par **Isaac Newton** (1642-1727). Pour lui, la lumière était composée de particules dont les masses différentes provoquaient sur notre rétine des sensations distinctes : les couleurs. Sa théorie permettait également d'expliquer les phénomènes de réfraction à travers une lentille et de dispersion d'un faisceau lumineux à travers un prisme. À partir de cette dernière expérience, il prouva que la lumière blanche était composée d'une multitude de couleurs : celles de l'arc-en-ciel. Bénéficiant d'un immense prestige, sa théorie corpusculaire ne fut pas remise en question pendant plus d'un siècle.

Par la suite, la théorie ondulatoire se développa et gagna en crédibilité grâce aux travaux de **Thomas Young** (1773-1829) et d'**Augustin Fresnel** (1788-1827), à qui l'on doit l'explication des phénomènes d'interférence et de diffraction. L'apogée de cette théorie se situe en 1873, lorsque **James Maxwell** (1831-1879) élabora sa théorie des ondes électromagnétiques, englobant la lumière.

Dans le courant du XXe siècle, de nouvelles découvertes montrèrent que, d'un certain point de vue, les partisans de Newton aussi bien que ceux de Huygens avaient raison. Effectivement, depuis les travaux d'**Albert Einstein** (1879-1955), de **Louis de Broglie** (1892-1987) et de bien d'autres, les théories scientifiques modernes, dont la mécanique quantique, accordent à la lumière une nature d'onde et de particule : c'est la dualité onde-particule.

La lumière visible

La lumière visible qui nous vient du soleil, dite blanche, est composée de l'ensemble des couleurs que nous pouvons percevoir (rouge, orange, jaune, vert, bleu, violet). En plus de ces couleurs visibles, deux autres « couleurs » elles aussi en provenance du soleil ne sont pas perceptibles à l'œil nu : avant le rouge, il y a l'infrarouge (qui donne la chaleur), et après le violet, il y a l'ultraviolet (qui provoque le bronzage). Ces rayons lumineux peuvent être représentés par une série de vagues (appelées plus scientifiquement des ondes) successives. Selon la distance entre deux vagues (encore appelée « longueur d'onde »), le rayon sera rouge, vert, bleu… ou invisible si la distance est trop grande ou trop petite pour être perceptible par l'œil.

La lumière du soleil fait partie d'une vaste échelle de radiations qui traversent notre univers et parviennent sur la Terre après de multiples péripéties. Cette infinité de radiations, encore appelées « ondes électromagnétiques » par le physicien anglais **James Maxwell**, peut se concevoir comme une chaîne de vibrations caractérisées soit par leur fréquence (mesurée en hertz) soit par leur longueur d'onde (mesurée en mètres). Pour la partie visible du spectre, l'unité usuelle de mesure des longueurs d'onde de la lumière est le nanomètre, qui vaut un milliardième de mètre.

La plupart de ces ondes électromagnétiques sont invisibles. Seule une petite zone, comprise entre 380 et 780 nm, peut être captée par l'œil nu. Si l'on classe les différentes ondes électromagnétiques sur une échelle croissante, depuis la plus courte longueur d'onde de 0,0001 nm (rayons cosmiques) jusqu'à la plus longue, en kilomètres (ondes hertziennes), on obtient la classification qui suit.

Les rayons cosmiques

Ces rayons sont émis par le soleil ou des étoiles et se rencontrent à très haute altitude. Ils peuvent présenter des dangers pour l'organisme humain. Heureusement, grâce à la diffusion dans l'atmosphère, leurs radiations ne parviennent que faiblement sur la Terre. Ils sont utilisés dans le domaine de la recherche scientifique.

Les rayons gamma

Ces radiations sont émises par des substances radioactives telles que le radium. Elles sont également dangereuses pour l'organisme. On les emploie dans le cadre de la médecine thérapeutique (cancer), et de l'industrie (radiographie des métaux, stérilisation alimentaire).

Les rayons X

Ces radiations de faible longueur d'onde traversent plus ou moins facilement les corps matériels. Elles sont produites matériellement par ce qu'on appelle un tube de Coolidge. La radiographie médicale est basée sur le fait que les os sont un peu plus opaques aux rayons X que la chair. Une exposition trop fréquente à ce type de rayons peut causer des mutations génétiques et des cancers. On les utilise aussi en radiologie thérapeutique et industrielle.

Les rayons ultraviolets (UV)

Ces radiations sont abondantes en altitude et provoquent, dans le cas des « courts UV », des brûlures de la peau. Ce type de rayons provoque aussi le bronzage, qui peut être considéré comme un mécanisme de défense du corps contre l'attaque des rayons ultraviolets. On les emploie en biologie, biophysique, pour différentes opérations de stérilisation, la détection de faux billets, etc.

La lumière visible

Ces radiations sont captées par l'œil et transmises au cerveau, qui les transforme en de multiples sensations de couleurs. Bien sûr, on s'en sert pour voir, tout simplement, mais elles servent aussi à la photosynthèse, dans divers domaines industriels dont l'emploi du laser, etc.

Les rayons infrarouges (IR)

Ces radiations existent dans la lumière du jour ; elles sont parfaitement perçues par notre sens du toucher, qui les traduit en sensation de chaleur. Elles sont émises artificiellement par toutes les lampes à incandescence ou à vapeur de césium ; on s'en sert dans le domaine de la médecine thérapeutique, pour le chauffage de locaux, l'allumage de fours, mais aussi en photographie, pour permettre la vision nocturne, etc.

Les micro-ondes

Ces radiations ont une fréquence très peu élevée. Les fours à micro-ondes, qui en sont un exemple typique d'utilisation, emploient une fréquence très particulière pour chauffer les aliments (en fait, il s'agit d'une fréquence qui fait vibrer les molécules d'eau, donc qui les chauffe). Autre exemple, les téléphones mobiles, ainsi que leurs stations relais. Ils émettent des ondes électromagnétiques à des fréquences de 900 MHz, 1 800 MHz, 2 000 MHz, et donc proches du four à micro-ondes qui, lui, émet en 2 450 MHz.

Les ondes hertziennes et radio

Ces radiations comprennent toutes les ondes de radio, de radar, de télévision, etc. Elles peuvent dépasser les 500 km de longueur d'onde. Contrairement à ce que l'on pourrait croire, les ondes qui transportent les émissions radio de l'antenne émettrice au poste récepteur ne sont pas des ondes sonores. Une antenne radio émettrice produit de la lumière tout comme un néon ; la différence, c'est qu'il s'agit d'ondes de type radio. Elles sont déformées selon un code qui représente le son ou l'image qu'elles ont pour mission de véhiculer. Un récepteur capte les ondes puis décode le signal, transformant les déformations d'amplitude en une reproduction plus ou moins fidèle du son ou de l'image originale.

La composition spectrale de la lumière visible

L'importance de la lumière comme source de toutes les couleurs a été démontrée expérimentalement par le physicien **Isaac Newton** en 1676. Il fit tomber un faisceau de lumière solaire sur un prisme de verre et observa que la lumière se décomposait en une bande multicolore reproduisant exactement la répartition de l'arc-en-ciel. Il essaya ensuite de décomposer, suivant le même principe, une partie de cette bande multicolore, sans succès. Il en conclut que chacune des couleurs de cette bande est indivisible et peut être considérée comme une couleur de base.

L'éventail des couleurs ainsi obtenues s'étend d'une manière continue, c'est-à-dire sans interruption, du rouge au violet en passant par l'orange, le jaune, le vert et le bleu. C'est ce que l'on appelle le spectre visible. Chaque couleur du spectre possède une longueur d'onde qui lui est propre :

- le rouge : 660-780 nm ;
- l'orange : 610-660 nm ;
- le jaune : 560-610 nm ;
- le vert : 510-560 nm ;
- le bleu : 440-510 nm ;
- le violet : 380-440 nm.

Les radiations courtes, violet et bleu, s'étendent de 380 à 510 nm (on l'a vu, un nanomètre est un milliardième de mètre) et les radiations longues, orange et rouge, de 610 à 780 nm.

Les sources de lumière

À part quelques rares exceptions, il n'est pas possible d'avoir une émission de lumière sans source de lumière. La première et la plus importante source est évidemment le soleil, qui constitue ce que l'on appelle la « lumière du jour ». Comme autres sources habituellement utilisées, on trouve les différentes sortes de lampes, telles que les lampes à incandescence, halogènes, à vapeur de mercure, etc., ainsi que les tubes fluorescents. Parmi toutes les sources de lumière ainsi disponibles, il convient de faire les distinctions suivantes :

- **Source primaire :** source qui émet elle-même sa lumière. C'est par exemple le cas du soleil, d'une lampe, du feu, etc.
- **Source secondaire :** source qui se limite à renvoyer une partie de la lumière qu'elle reçoit. C'est par exemple le cas de la lune, du ciel bleu, d'une feuille de papier éclairée, etc.
- **Source ponctuelle :** source comparable à un point lumineux. On parle de source ponctuelle lorsque les dimensions de la source de lumière sont petites par rapport à la distance qui la sépare de l'observateur.
- **Source étendue :** toute source qui n'est pas ponctuelle. La différence entre les deux réside en outre dans l'ombre portée qu'elles projettent : la première a une ombre bien définie et dense avec des contours francs, la seconde a une ombre plus légère, suivie d'une pénombre dont les contours sont flous.

De la lumière à l'éclairage

On a vu que la lumière est l'ensemble des rayonnements électromagnétiques visibles, c'est-à-dire susceptibles d'être perçus directement par un œil humain, dont les longueurs d'onde sont comprises entre 440 et 780 nm. En pratique, la lumière ne se voit pas, mais elle permet de voir les objets lorsqu'elle arrive à nos yeux après s'être réfléchie dessus. Lorsque l'on voit un rayon lumineux, on ne voit pas réellement la lumière, mais la poussière qui flotte dans l'air et sur laquelle se réfléchit la lumière.

La source de lumière principale est le soleil. Il produit de la lumière par réaction thermonucléaire (des gaz en fusion produisent de la chaleur et de la lumière). Outre la Terre, le soleil éclaire également la lune, qui reflète sur la Terre une partie de la lumière qu'elle reçoit (c'est donc une source de lumière secondaire). De son côté, l'homme est capable de créer de l'énergie lumineuse à partir d'autres formes d'énergie, comme l'énergie chimique ou l'énergie électrique. On en arrive ainsi à l'éclairage, qui peut être défini comme l'ensemble des techniques et des appareils ayant pour but de produire une lumière artificielle. Plusieurs objets et unités sont utilisés pour l'éclairage[69].

Les objets

- **L'ampoule :** c'est l'enveloppe de verre ou de quartz d'une lampe qui renferme le mélange gazeux.
- **La lampe :** c'est le dispositif d'éclairage incluant les éléments internes (gaz, électrode, filament…), ainsi que l'ampoule ou le tube. Le terme de lampe est également utilisé dans le langage courant pour décrire les petits accessoires d'éclairage, comme une lampe de table ou de bureau, bien que le terme exact pour cela soit **luminaire**.
- **Le luminaire :** c'est l'unité d'éclairage complète constituée d'une ou plusieurs lampes et d'un ou plusieurs ballasts selon le cas, en plus des éléments conçus pour distribuer la lumière, positionner et protéger la ou les lampes, le tout branché à une source d'alimentation électrique.
- **Le ballast :** il s'agit du dispositif utilisé avec les lampes à décharge électrique afin d'obtenir les états de circuit (tension, courant et onde) nécessaires à l'allumage et au fonctionnement. Toutes les lampes fluorescentes requièrent un ballast pour fonctionner correctement.

Les unités de mesure

- **Le rendement lumineux :** le rendement lumineux d'une source de lumière est le quotient de son flux lumineux par sa puissance. Il s'exprime en lm/W. La puissance d'une source de lumière naturelle correspond à la puissance diffusée par cette source. La puissance d'une source artificielle est la puissance électrique consommée pour produire la lumière.

- **Le flux lumineux :** le flux lumineux d'une source est l'évaluation, selon la sensibilité de l'œil, de la quantité de lumière rayonnée dans tout l'espace par cette source (fig. 38). En d'autres mots, c'est la quantité de lumière fournie par une lampe. Il s'exprime en lumens (lm).

Fig. 38

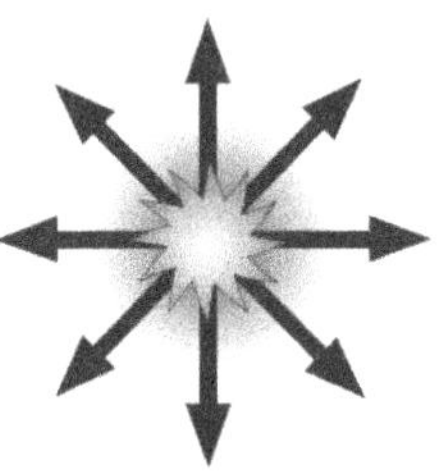

Le flot lumineux

- **L'intensité lumineuse :** l'intensité lumineuse est le flux lumineux émis par unité d'angle solide dans une direction donnée (fig. 39). Cet angle correspond la plupart du temps à l'angle du réflecteur du luminaire. Elle se mesure en candelas (cd).

Fig. 39

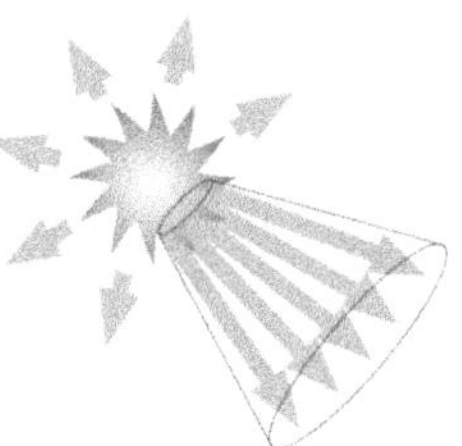

L'intensité lumineuse

- **L'éclairement :** l'éclairement d'une surface est le rapport entre le flux lumineux reçu et l'aire de cette surface. Son unité est le lux, équivalent à 1 lm/m². L'éclairement dépend de l'intensité de la source lumineuse, de la distance entre la source et la surface éclairée et de son inclinaison par rapport aux rayons lumineux. L'éclairement caractérise donc la quantité de lumière reçue par une surface (fig. 40). Pour donner un ordre de grandeur de l'éclairement, on a par exemple : un ciel couvert (5 000 à 20 000 lux), un ciel clair sans soleil (7 000 à 24 000 lux), un plein soleil d'été (100 000 lux), une bougie (10 lux), un appartement (200 lux).

Fig. 40

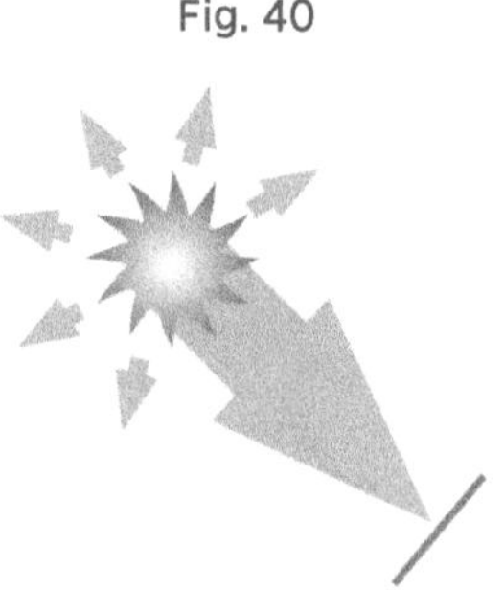

L'éclairement

- **La luminance*** : la luminance d'une source est le rapport entre l'intensité lumineuse émise dans une direction et la surface apparente de la source lumineuse dans la direction considérée (cd/m^2). La luminance d'une surface mesure la quantité de lumière renvoyée par cette surface et perçue par l'œil. Elle dépend de l'éclairement de cette surface, de son coefficient de réflexion et de sa brillance.

Fig. 41

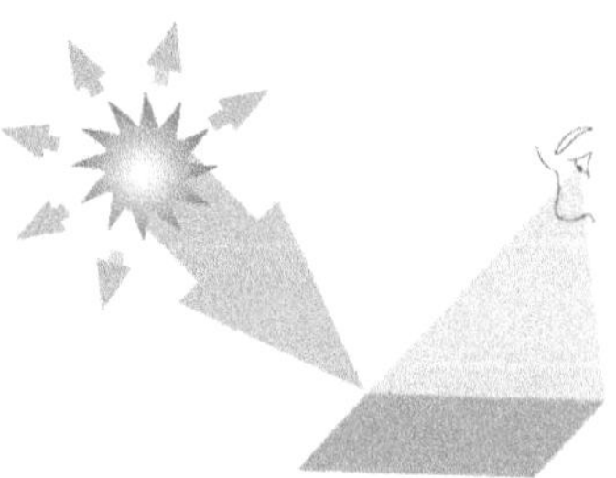

La luminance

- **La température de couleur** : la température de couleur d'une source lumineuse est la température à laquelle il faudrait chauffer un corps noir* pour qu'il émette une lumière dont la couleur serait la plus proche possible de celle de la source considérée (voir aussi chapitre 8). Elle s'exprime en kelvins (K). La température de couleur caractérise principalement l'ambiance lumineuse donnée au local éclairé par cette source. Les teintes froides dont la température de couleur dépasse 5 000 K se rapprochent de la lumière naturelle.

Fig. 42

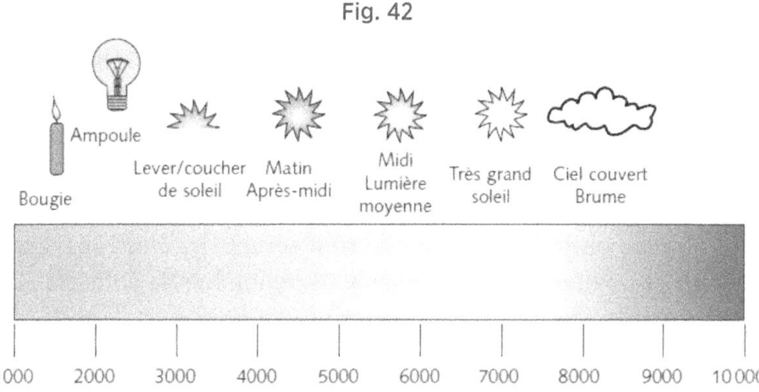

Diagramme des températures de couleur en degrés Kelvin

- **L'indice de rendu des couleurs** : le rendu des couleurs est un critère de qualité important qui indique la plus ou moins grande capacité d'une source lumineuse à restituer « fidèlement » les couleurs d'un corps (parois, murs, meubles et autres objets). L'indice de rendu des couleurs (IRC ou Ra) indique la qualité de restitution des couleurs d'une source lumineuse par comparaison à une source de référence d'indice 100. Un IRC inférieur à 60 est de qualité passable, entre 60 et 80 de qualité normale et entre 80 et 90 de qualité supérieure. Un indice supérieur à 90 est tout à fait exceptionnel.

Autres unités de mesure

Au niveau des unités, ces notions sont également importantes à connaître :

- **Ampère :** l'intensité du courant électrique se mesure en « ampères », du nom du très célèbre physicien et mathématicien lyonnais **André-Marie Ampère** (1775-1836). L'ampérage mesure le débit d'électrons qui parcourt un circuit électrique. Plus le débit est important, plus le nombre d'ampères est élevé et, par conséquent, plus les fils et les prises seront importants.

- **Volt :** la tension du courant électrique, communément appelée « voltage », se mesure en volts, du nom du comte **Alexandre Volta,** physicien italien né à Côme (1745-1827). Le voltage mesure la tension du courant véhiculé par les fils, c'est-à-dire la poussée ou la force à laquelle sont soumis les électrons dans le fil. Plus la tension est grande, plus le nombre de volts est élevé, et plus les fils conducteurs devront être résistants.

- **Watt :** la puissance de l'installation électrique se mesure en watts, du nom de **James Watt**, mécanicien et ingénieur écossais né à Greenock (1736-1819). Le watt est l'énergie dispensée en une seconde par un courant électrique d'intensité constante égale à un ampère, sous une tension d'un volt. Donc, si dans une habitation, la tension est de 220 volts et que le compteur est de 20 ampères, la puissance de l'installation sera de 220 volts × 20 ampères = 4 400 W ou 4,4 kW. En cas de dépassement, on risque de « faire sauter » le fusible ou le disjoncteur du compteur. Au niveau des fils, il est utile de retenir que le diamètre du fil en millimètres doit être au moins égal à la puissance utilisée sur le fil en kW. (Exemple : puissance 2,5 kW = 2,5 mm de diamètre.) Sinon, il y a surchauffe et incendie.

- **Ohm :** l'unité de mesure de la résistance d'un matériau se mesure en ohms, du nom du physicien allemand **Georg Ohm** (1789-1854).

Pour simplifier, faisant la comparaison avec la circulation automobile : la tension électrique, c'est la vitesse d'une voiture ; l'intensité, c'est le nombre de voitures qui circulent en même temps sur la route ; la puissance, c'est la somme d'énergie de toutes les voitures sur une même route en même temps ; et la résistance, c'est le nombre de voies sur la route.

CHAPITRE 8

DE LA LUMIÈRE À LA COULEUR

Au programme

- L'origine de la couleur
- La perception des couleurs
- La température de couleur
- L'interaction lumière/matière
- Les couleurs du ciel
- La synthèse des couleurs

L'origine de la couleur

Une sensation

Vivant dans un univers coloré, l'homme n'a cessé de chercher depuis les temps les plus reculés à en connaître la nature profonde et les multiples facettes. Ainsi, depuis l'époque des premiers chasseurs de l'âge de la pierre, qui peignaient des représentations colorées sur les murs de leurs grottes, jusqu'à l'émerveillement des premiers cosmonautes filmant la splendide planète bleue qu'est la Terre, les hommes ont cherché à capter les couleurs de leur univers.

Ces couleurs qu'ils réussirent à fixer ne sont pas, pour être précis, les couleurs de l'objet matériel représenté, mais celles de la lumière qui permet de les voir. La couleur particulière d'un objet est donc essentiellement une sensation. Elle n'est ni une réalité physique ni une chose matérielle : la couleur n'existe donc pas par elle-même.

Elle est un « effet » produit par la réunion de trois composantes (fig. 43) :

- l'existence d'un objet, support de la couleur ;
- la disponibilité d'une lumière assurant un éclairage suffisant de l'objet ;
- la présence de l'œil pour capter le message transmis par l'objet et le communiquer au cerveau en vue d'une interprétation.

Fig. 43

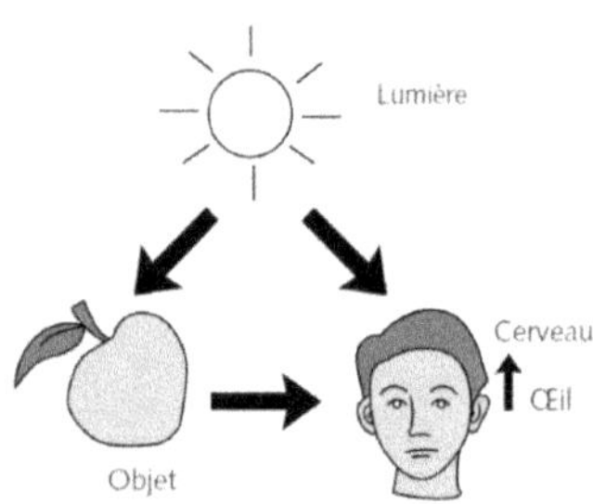

La triple dépendance de la couleur

Il semble en effet évident que la couleur ne peut exister en dehors d'une chose matérielle. Cette dernière, le support de la couleur, c'est l'objet. D'autre part, la couleur n'est perceptible que si l'éclairage le permet. Enfin, pour la voir, il faut encore un observateur.

Un phénomène triple

Cette triple dépendance de la couleur (objet, lumière, œil) est impérative pour que la lumière soit perçue. Cependant, ces trois éléments ne sont pas fixes : ils varient en fonction de multiples facteurs, dont la nature de l'objet, le type d'éclairage, les défauts éventuels de la vision humaine comme le daltonisme, etc.

Il s'ensuit que nous nous trouvons en présence de deux classes de phénomènes bien distincts : les premiers, matériels, liés aux effets physiologiques des origines physiques de la lumière ; les autres résultant de l'action psychologique de ces effets, de leur influence sur notre esprit, notre comportement, nos sentiments.

Le problème de la couleur recouvre ainsi un vaste domaine de préoccupations dont les trois aspects les plus importants portent sur la couleur comme phénomène physique, physiologique et psychologique.

La couleur, phénomène physique

D'un point de vue physique, la couleur peut avoir plusieurs causes, mais toutes ont la même origine : les électrons de la matière qui, par leurs diverses interactions avec les ondes lumineuses, donnent au monde son aspect coloré. Comme on l'a vu, c'est bien l'interaction de l'énergie lumineuse et de la matière qui est à l'origine de la couleur.

Fig. 44

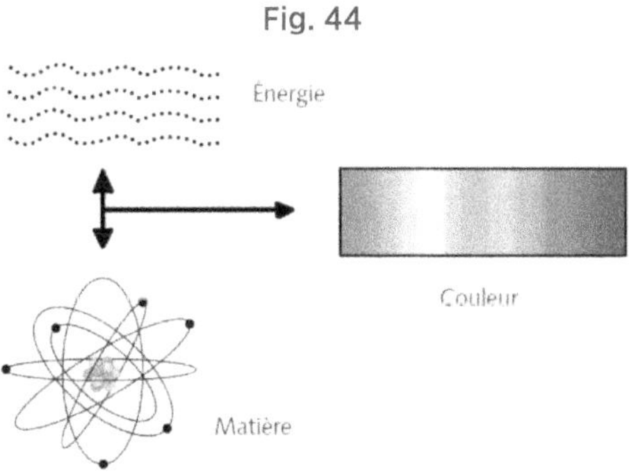

La couleur, un phénomène physique

La couleur, phénomène physiologique

Si la couleur naît physiquement de l'interaction de la lumière et de la matière, elle ne prend sa réalité que lors de l'enregistrement par l'œil des radiations émises par ces objets et sources lumineuses, qui en effectue une « mesure », et de l'interprétation de cette mesure par le cerveau.

La vision des couleurs est un phénomène complexe qui ne se manifeste pas principalement au niveau de l'œil, mais bien au niveau du cerveau. L'œil n'est en effet que le maillon d'un ensemble aux multiples composantes, qui sert au transfert de l'image captée jusqu'au cerveau. Nous expliquerons ce mécanisme au chapitre 9, traitant de la vision de la lumière et des couleurs.

Fig. 45

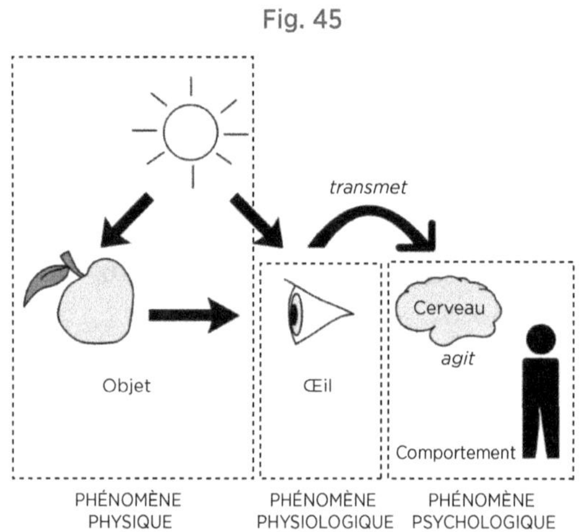

La couleur, un phénomène triple

La couleur, phénomène psychologique

Sensations et vie quotidienne

Outre son aspect physique et physiologique, la couleur revêt également une dimension psychologique. Celle-ci intervient autant au niveau de la perception des couleurs par chaque individu qu'au niveau du rôle psychique que la couleur a sur ce dernier. Ainsi, il est bien reconnu que les couleurs peuvent jouer un rôle considérable dans la vie de chacun de nous. Elles nous entourent et agissent sur notre esprit, notre état d'âme et même notre santé. Le langage courant emprunte d'ailleurs aux couleurs de nombreuses images : voir la vie en rose… ou en noir, rire jaune, voir rouge, broyer du

noir, etc. Chacune de nos sensations (joie, plaisir, tristesse, décep-
tion, colère, etc.) a pour ainsi dire sa couleur.

L'effet psychologique des couleurs intervient également au niveau
d'une série de domaines de la vie quotidienne. Nous avons ainsi,
pour ce qui touche à la décoration de notre cadre de vie, le rouge,
l'orange et le jaune qui rapetissent l'espace, alors que le bleu, le
vert et le violet l'agrandissent. Notons aussi certaines influences
sur notre santé : le jaune augmente la tonicité neuromusculaire
et favorise la génération des leucocytes (globules blancs). Le vert
calme, donne une sensation de bien-être, et combat les troubles
vésiculaires. Le bleu a un effet sédatif et anesthésique. Il régénère
également le système nerveux.

Symbolisme

Lorsqu'on aborde les effets psychologiques des couleurs, il importe
de savoir que toutes les sociétés n'ont pas la même perception de ces
effets sur les émotions. Ce que nous tenons pour une observation
« objective » à propos d'une couleur n'est parfois que le reflet de
notre appartenance à un groupe culturel qui attribue des propriétés
à cette couleur depuis nombre de générations.

Pourquoi n'est-il pas possible de tenir des propos vraiment objectifs
dans ce domaine ? En partie parce qu'il est très difficile de sépa-
rer la psychologie de la symbolique. Les aspects symboliques sont
définitivement culturels mais, souvent à notre insu, ils influencent
notre perception et nos émotions face aux couleurs.

L'homme a toujours associé les couleurs à des concepts, des signes
ou des sentiments. Ainsi, à l'époque préhistorique, le rouge était
utilisé dans les rites funéraires. Dans l'ancienne Grèce et à Rome,
les empereurs se réservaient l'usage du pourpre, symbole de leur
pouvoir. Vers 1200, le pape Innocent III rendit officielles pour le
monde chrétien les cinq couleurs liturgiques : blanc, rouge, vert,
violet et noir. Plus près de nous, le bleu et le pourpre sont des
couleurs de « la droite » politique et le rouge la couleur de « la
gauche ». Le rouge est la couleur de l'interdiction et du danger (feu

rouge, pompiers, etc.), alors que le vert est celle de la permission (feu vert, baignade autorisée, etc.) et que le jaune est la couleur du « leader » (tour de France cycliste). Les exemples sont multiples et pourraient facilement remplir plusieurs ouvrages spécialisés.

La perception des couleurs

La perception des couleurs concerne principalement les sensations colorées qui résultent des stimuli (messages) transmis par l'œil au cerveau (et donc à la conscience). Pour juger de l'apparence des couleurs, on ne considère donc pas, en général, leur origine physique, mais leurs effets visuels, qui dépendent dans une grande mesure des conditions d'observation.

L'apparence des couleurs est considérablement influencée par les caractéristiques du cadre environnant l'objet ou la scène observée. Ainsi, un paysage change constamment d'aspect en fonction de l'heure du jour (hauteur du soleil) et de l'état de l'atmosphère (phénomène de diffusion). De même, l'aspect d'un objet éclairé en lumière artificielle peut être très différent selon la nature de la source. Ainsi, un objet bleu éclairé par une lumière orangée paraîtra noir, parce que l'orange ne contient aucun rayon bleu susceptible d'être réfléchi. Il n'est donc pas toujours très prudent de choisir une robe ou une cravate à la lueur des lampes d'un magasin.

D'une manière générale, l'apparence des couleurs dépend de :
- la couleur de l'objet lui-même ;
- la couleur de l'éclairage ;
- la quantité de lumière ;
- la couleur des objets environnants (effet de contraste).

Il arrive également que certaines couleurs aient une apparence identique dans des conditions d'observation déterminées, tout en ayant des origines physiques différentes : ce sont les couleurs métamères. Ainsi, un objet à l'aspect jaune peut avoir été coloré d'une couleur jaune monochromatique, c'est-à-dire formée d'une seule longueur d'onde, ou de la combinaison des couleurs vert et rouge, donnant aussi du jaune. Dans les mêmes conditions d'éclairement, les deux objets sont perçus de manière identique bien que correspondant à des spectres différents. Si vous peignez des murs avec chacune de ces méthodes, ils pourront apparaître identiques sous un éclairage donné et tout à fait différents sous un autre type d'éclairage. La perception des couleurs métamères n'est donc pas stable. Cette particularité peut être source de gros déboires, tant dans la vie privée (habillement, décoration, etc.) que dans la création de produits industriels (carrosserie automobile, etc.).

La température de couleur

Le kelvin

Une autre caractéristique importante à prendre en compte au niveau des sources de lumière est la « température de couleur », ou température thermodynamique, qui sert à étalonner la lumière. Ainsi, on constate que la lumière blanche n'a pas la même couleur à midi (couleur normale) qu'au coucher du soleil (couleur rougeâtre). De même, en hiver, elle est plus jaune qu'en été. Ce type de lumière change donc suivant la saison, l'heure, la latitude, etc. Face à ces différentes variations, il était important de fixer un point de repère : c'est la température de couleur. Elle est exprimée en kelvins (K), du nom de son découvreur **Lord Kelvin** (William Thomson). La valeur moyenne pour la lumière du jour a été fixée à 5 000 K. Plus la température de couleur est réduite et plus elle approche du rouge, plus la température de couleur est élevée et plus elle approche du bleu. Ceci explique pourquoi le même vêtement rouge semble différent à l'extérieur et sous une lampe fluorescente à l'intérieur.

D'un point de vue scientifique, la température de couleur constitue une échelle de repérage des teintes. Elle indique la température à laquelle il faudrait chauffer un objet solide particulier, dénommé

« corps noir », pour qu'il rayonne telle ou telle longueur d'onde principale. En pratique, on peut imaginer un corps noir comme un morceau de métal noir chauffé. D'abord il devient rouge sombre, ensuite il émet des radiations dans la zone rouge du spectre, puis il devient blanc, enfin bleu intense quand les radiations arrivent dans l'autre extrémité du spectre.

Quelques exemples

Les sources de lumière artificielle ont, pour des raisons pratiques, été ramenées à la même échelle Kelvin. On a ainsi, pour la lumière artificielle :

- flamme de bougie : 1 500 K ;
- lampe à incandescence normale : 2 500 K ;
- ampoule 60 watts : 2 800 K ;
- lumière halogène : 3 200 K ;
- lampe halogène : 3 400 K ;
- lampe à arc (brut) : 5 000 K ;
- lumière du jour (en photographie) : 5 500 K ;
- écran d'ordinateur : 6 500 K ;
- télévision : 9 000 K.

Pour la lumière naturelle (fig. 46), on observe :
- soleil à l'aube et au crépuscule : 5 000 K-5 500 K ;
- HMI (lampe aux halogénures métalliques) lumière du jour : 5 600 K ;
- soleil de midi : 5 600 K-5 900 K ;
- lumière du ciel entièrement couvert : 6 700 K-7 000 K ;
- brouillard, forte brume : 7 500 K-8 500 K ;
- lumière du ciel bleu : 10 000 K-12 000 K ;
- lumière du ciel découvert au nord : 15 000 K-27 000 K.

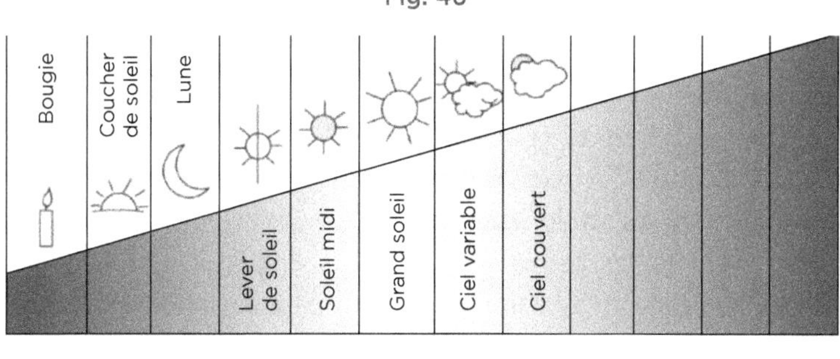

Diagramme des températures de couleur en degrés Kelvin

L'interaction lumière/matière

Une explication complexe

Lorsque la lumière frappe la surface d'un objet, certaines couleurs peuvent se trouver absorbées ; dans ce cas, les seules couleurs que nous percevons sont celles que la surface réfléchit. Ainsi un objet nous apparaît vert (le feuillage d'un arbre, par exemple) parce qu'il est capable de renvoyer les radiations vertes en absorbant les autres.

Si cette explication de la couleur d'un objet est correcte, on peut néanmoins difficilement s'en contenter. Il importe en effet de comprendre aussi comment la matière modifie la composition de la lumière qu'elle transmet ou qu'elle réfléchit.

La théorie ondulatoire interprète bien la propagation de l'énergie rayonnante et de la lumière en particulier, mais elle est insuffisante pour expliquer correctement l'interaction de la lumière et de la matière. Cette problématique a été au centre des préoccupations de la physique du xxe siècle, et il n'est donc pas surprenant que l'explication de la couleur fasse appel à plusieurs théories fondamentales de la physique. Dans cette optique, et comme mentionné précédemment, le développement de la théorie corpusculaire du rayonnement constitue un apport important à l'explication de ce phénomène.

La lumière est ainsi constituée d'une multitude de particules, ou grains d'énergie, appelés photons. Les différents objets qui meublent notre environnement effectuent un tri parmi les photons lumineux qui les atteignent. Certains de ces photons sont absorbés par ces objets, les autres sont réfléchis vers l'œil de l'observateur. Ainsi, la chlorophylle d'une feuille s'empare des photons des ondes lumineuses de la gamme des rouges et renvoie ceux des ondes lumineuses de la gamme des verts ; ces photons renvoyés donnent à la feuille sa couleur verte. Les propriétés de la lumière en tant que source de couleur dépendent donc de son double comportement de phénomène ondulatoire et d'ensemble de particules matérielles (photons).

Les causes premières de la couleur sont donc très diverses. En particulier, des phénomènes comme l'arc-en-ciel, le bleu du ciel ou le rouge des couchers de soleil sont dus à l'optique géométrique et physique.

Lumière, couleur et optique géométrique

Dans la catégorie des phénomènes produisant des couleurs, les interactions de la lumière avec la matière modifient la direction de la lumière. Ce changement de direction est la cause première de la couleur produite lors de la réfraction et de la diffraction.

D'une manière générale, l'interaction de la lumière avec la matière condensée comprend les effets suivants : réflexion, réfraction, diffusion et absorption.

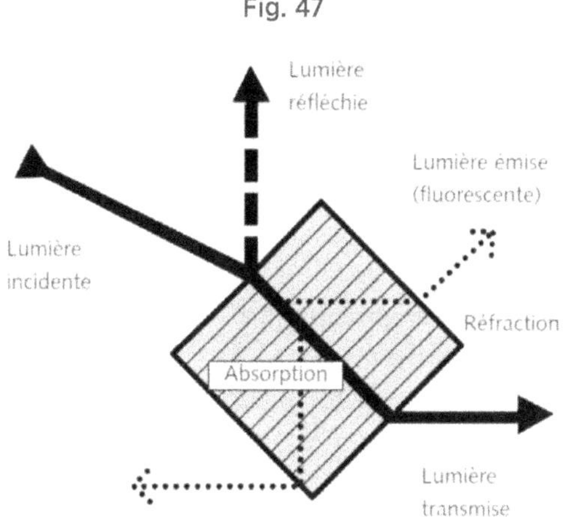

Interaction lumière-matière

Réflexion

Elle se produit lorsque la lumière rencontre une surface polie et brillante. Dans ce cas, elle est renvoyée dans le même plan et dans le même milieu optique (en général l'air) que la lumière d'origine. Nous avons ainsi le rayon incident I, le rayon réfléchi R et la normale N dans un même plan, appelé plan d'incidence.

Fig. 48

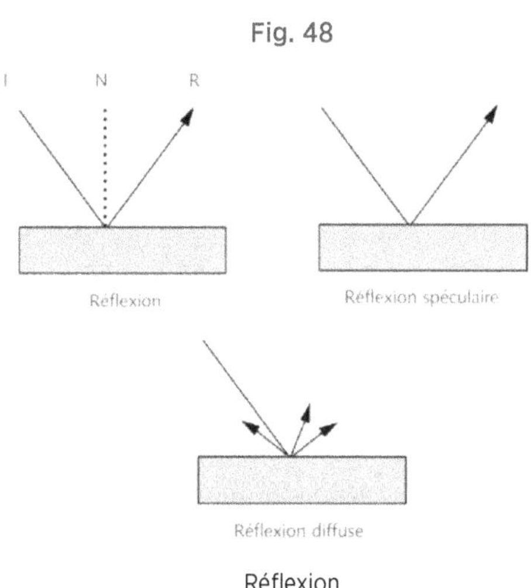

Réflexion

La réflexion peut être **spéculaire**, c'est-à-dire que la lumière est renvoyée dans une direction précise (cas des surfaces brillantes, comme les miroirs ou les surfaces métalliques), ou **diffuse**, c'est-à-dire que la lumière est réfléchie uniformément dans toutes les directions (cas des surfaces mates).

La réflexion spéculaire ne donne aucune information sur la couleur de l'objet : sa répartition spectrale est en effet rigoureusement identique à celle du faisceau incident. En revanche, la réflexion diffuse qui provient des couches internes de l'objet contient l'information de la couleur de celui-ci. La composition spectrale du rayonnement diffusé par l'objet est alors différente de celle du rayonnement incident.

Réfraction

Elle se produit chaque fois que la lumière change de milieu. Elle subit à ce moment une déviation de sa direction originale. L'exemple le plus simple en est la déformation d'un bâton plongé dans l'eau. La lumière ne se comporte pas de la même manière suivant le milieu dans lequel elle se propage. Cette caractéristique dépend en fait de l'indice de réfraction du milieu traversé (air = 1, eau = 1,33). Celui-ci se calcule par le rapport entre la vitesse de la lumière dans le vide et celle du milieu considéré.

Fig. 49

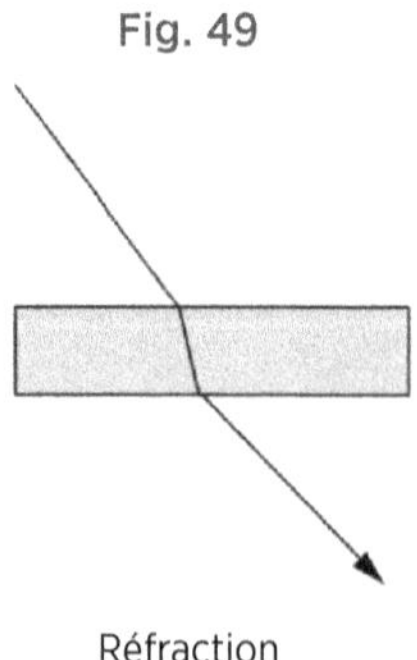

Réfraction

Diffusion

Il s'agit de la dispersion de la lumière dans toutes les directions, provoquée par sa rencontre avec les différents petits obstacles (poussière, vapeur d'eau, fumée, etc.) présents sur son parcours. L'exemple le plus caractéristique est le bleu du ciel ou le rouge du coucher de soleil (voir aussi diffraction).

Fig. 50

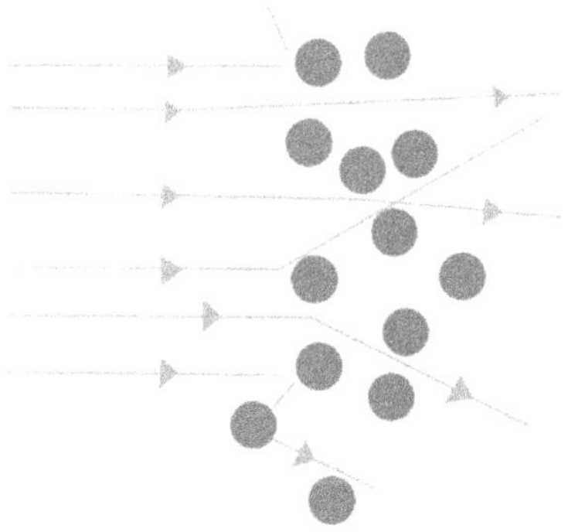

Diffusion

Absorption

Ce phénomène se manifeste lorsque la lumière est absorbée par la matière pour être transformée en chaleur ou en réactions physico-chimiques.

Transmission

La transmission peut être **régulière**, ce qui se produit lorsqu'un faisceau lumineux de rayons parallèles pénètre dans un matériau et en émerge à l'identique de l'autre côté (matériau transparent), ou **diffuse** lorsque le faisceau lumineux est diffusé dans le matériau (matériau translucide).

Diffraction

Il s'agit de la déviation ou de l'étalement de la lumière provoqué par le bord d'un objet opaque. Cet effet devient important lorsque les dimensions de l'objet sont comparables à la longueur d'onde de la lumière. La coloration bleue du ciel est due au phénomène de diffraction lors de la diffusion de la lumière par les multiples petites particules qu'elle rencontre sur son chemin.

Fig. 51

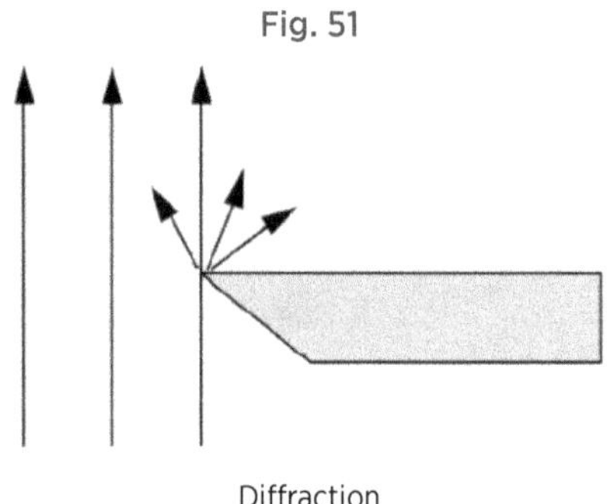

Diffraction

Dispersion

Il s'agit de la séparation des rayons lumineux en leurs longueurs d'onde constituantes. C'est en effet la dispersion de la lumière solaire par réfraction sur des gouttelettes d'eau ou des cristaux de glace qui donne leurs couleurs aux arcs-en-ciel.

Les couleurs du ciel

L'atmosphère terrestre est composée principalement de molécules diatomiques d'azote (N_2), qui constituent 78 % de l'air sec que nous respirons, et de molécules diatomiques d'oxygène (O_2), qui constituent 21 % de l'air sec. Comme leur nom chimique l'indique, ces molécules se composent chacune de deux atomes, dont l'entre-distance n'est pas fixe. Cette variation de position a pour effet de faire vibrer la molécule, vibration qui à son tour provoque la diffusion de la lumière traversant l'atmosphère. Ce phénomène de diffusion dans toutes les directions porte le nom de « diffusion Rayleigh », en l'honneur du mathématicien et physicien anglais **John William Strutt Rayleigh** (1842-1919). Sa théorie lui a permis en particulier d'expliquer la couleur bleue de la lumière du ciel et sa polarisation.

Les différentes longueurs d'onde de la lumière ne sont pas affectées de la même manière par ce phénomène de diffusion. Les longueurs d'onde plus courtes – comme le bleu (0,4 µm) – sont plus facilement diffusées que les autres – comme le jaune (0,6 µm) ou le rouge (0,8 µm). Par conséquent, le ciel nous paraît bleu.

Fig. 52

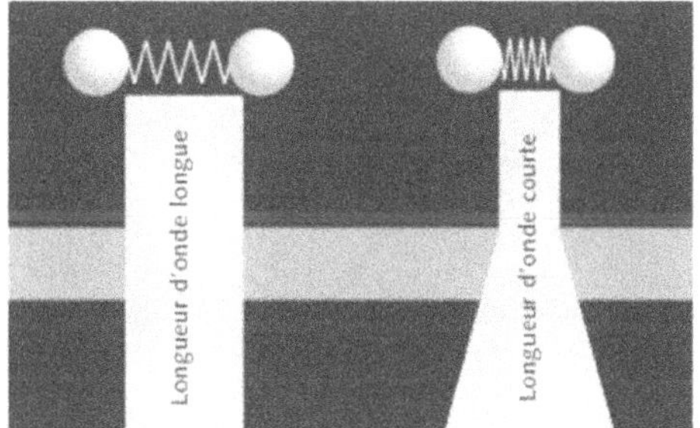

Diffusion de la lumière dans l'atmosphère

Lorsque le soleil brille au zénith, le ciel nous paraît d'un bleu plus intense et le soleil jaune. Cela provient du fait que le trajet de la lumière solaire est relativement court et que la diffusion de la lumière blanche se limite principalement à la couleur bleue. En revanche, lorsque le soleil se couche, il se trouve bas sur l'horizon. Ses rayons parcourent dans ce cas un trajet plus long à travers l'atmosphère (OX > OY). La diffusion de lumière est plus importante dans ce cas, car les radiations lumineuses rencontrent davantage de molécules. La diffusion s'étend alors également aux radiations vertes et en partie jaunes. Le ciel prend donc une teinte rosée et le soleil apparaît comme un disque rouge orangé.

La synthèse des couleurs

Deux méthodes fondamentales permettent la création de couleurs :
la synthèse additive et la synthèse soustractive.

La synthèse additive

Cette méthode part de quelques lumières de couleurs différentes
et, par addition, produit une lumière d'une autre couleur. En
général, on utilise dans ce cas trois faisceaux lumineux de couleur
rouge, verte et bleue, chacune fournissant un tiers de la gamme des
longueurs d'onde du spectre de la lumière. À condition d'adopter
des proportions variées, on peut obtenir pratiquement toutes les
couleurs à partir de ces trois lumières. Par ailleurs, la somme de ces
trois couleurs de base à intensité égale donne du blanc. Ce principe

de synthèse additive est utilisé pour la reconstitution des images en couleurs à la télévision ou sur un écran d'ordinateur.

Fig. 54

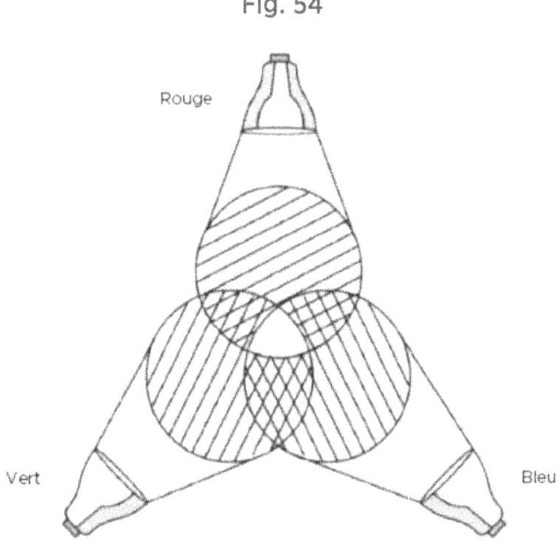

Combinaison des couleurs rouge, verte et bleue

La synthèse soustractive

Cette méthode part de la lumière blanche, qui contient toutes les couleurs ; la suppression de certaines couleurs permet d'obtenir la couleur désirée. Avec cette technique, les couleurs de base sont en réalité des pigments, ou colorants, qui absorbent les ondes rouges, vertes ou bleues en les soustrayant au mélange composant la lumière blanche. Ces colorants sont respectivement le cyan, le magenta et le jaune, qui sont d'ailleurs les couleurs complémentaires* des trois couleurs de base de la synthèse additive. Lorsque les trois couleurs sont présentes à 100 %, leur mélange donne du noir : toutes les couleurs de la lumière blanche sont absorbées. Ce principe de synthèse soustractive est utilisé par exemple dans l'imprimerie offset et dans l'impression sur imprimante.

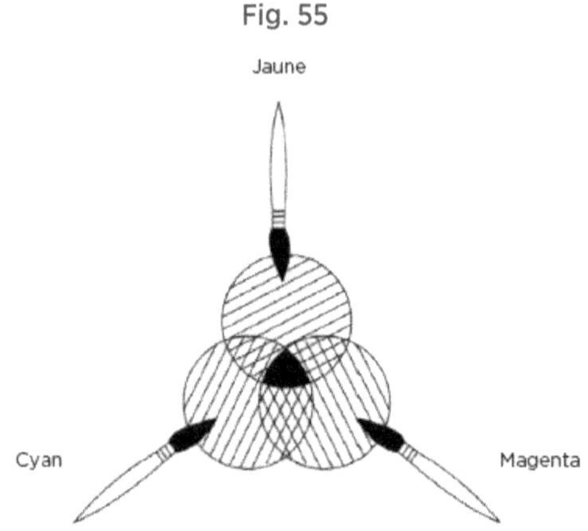

La synthèse soustractive des couleurs

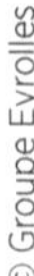

LA VISION DE LA LUMIÈRE ET DES COULEURS

Au programme

- La vision
- La structure de la rétine
- Le transfert de l'information

La vision

D'une manière générale, la vision recouvre l'ensemble des mécanismes physiologiques et psychologiques par lesquels la lumière émise ou réfléchie par l'environnement détermine les détails des représentations sensorielles, comme les formes, les couleurs, les textures, le mouvement, la distance et le relief. Ces mécanismes font intervenir l'œil, organe récepteur de la vue, mais aussi des processus cognitifs complexes mis en œuvre par des zones spécialisées du cerveau. Celui-ci reçoit l'information par des voies qui sont successivement :

- **optiques** : le globe oculaire ;
- **photochimiques** : les cônes et les bâtonnets ;
- **électriques** : le nerf optique.

Après le passage dans le nerf optique, les informations sont contrôlées et coordonnées dans le **corps genouillé** (sorte de centre de tri) avant d'être transmises jusqu'au cerveau qui en effectue l'analyse.

L'œil, récepteur visuel

De forme approximativement sphérique, l'œil est l'organe de base de la vision et comporte un ensemble d'éléments destinés à :

- recevoir le rayonnement incident ;
- former l'image des objets perçus ;
- traiter l'information recueillie.

Une coupe schématique (horizontale) de l'œil nous permet d'en considérer les principales composantes, détaillées ci-dessous dans l'ordre de pénétration de la lumière.

La cornée

Il s'agit d'une membrane transparente et résistante située sur la face avant de l'œil. Son rôle est de protéger le globe oculaire. Comme elle est exempte de vaisseaux sanguins, son hydratation et son oxygénation sont assurées par les glandes lacrymales situées sur le côté de l'œil.

L'humeur aqueuse

C'est un liquide de protection situé entre la cornée et le cristallin.

L'iris

Il s'agit d'une membrane colorée située derrière la cornée et devant le cristallin et percée d'un orifice, la pupille. L'iris fonctionne comme un diaphragme pour doser la quantité de lumière qui pénètre dans l'œil.

Le cristallin

C'est un élément transparent et élastique, en forme de lentille biconvexe, situé en arrière de la pupille et suspendu aux muscles ciliaires (en anneau autour du cristallin) par des filaments (la zonule de Zinn). Le cristallin fonctionne comme une lentille à focale variable. La variation de la courbure de ses faces avant et arrière permet de changer la mise au point.

Le corps vitré

Il s'agit d'un liquide continuellement sécrété et absorbé permettant la régulation de la pression intraoculaire, qui est supérieure à la pression atmosphérique, afin d'assurer la structure autonome de l'œil.

La rétine

Il s'agit de la membrane sensible de l'œil. C'est sur elle que se dessinent les images provenant de l'extérieur. Reliée au cerveau par le nerf optique, elle contient deux types de cellules photosensibles : les cônes et les bâtonnets.

Pour qu'une image soit nette, les rayons lumineux doivent être déviés vers le centre de la rétine. Plus l'objet que l'on regarde est proche de l'œil, plus les rayons lumineux doivent être déviés. La cornée, l'humeur aqueuse et le corps vitré ont chacun un indice de réfraction (capacité à dévier la lumière) fixe, tandis que le cristallin accommode. La déviation des rayons lumineux varie en fonction de la courbure de ses faces avant et arrière, de sorte que l'œil est capable de changer la mise au point.

De toutes ces parties anatomiques de l'œil, la plus importante pour la vision, et en particulier pour la vision de la couleur, est la rétine.

La structure de la rétine

La rétine, fine couche de tissu nerveux située au fond de l'œil, est constituée d'une structure complexe de cellules nerveuses (ou neurones) organisée en cinq couches principales. Parmi celles-ci, trois couches constituent une ligne directe vers le cerveau :

- la couche des cellules photoréceptrices (les cônes et les bâtonnets) ;
- la couche des cellules bipolaires ;
- la couche des cellules ganglionnaires.

Fig. 56

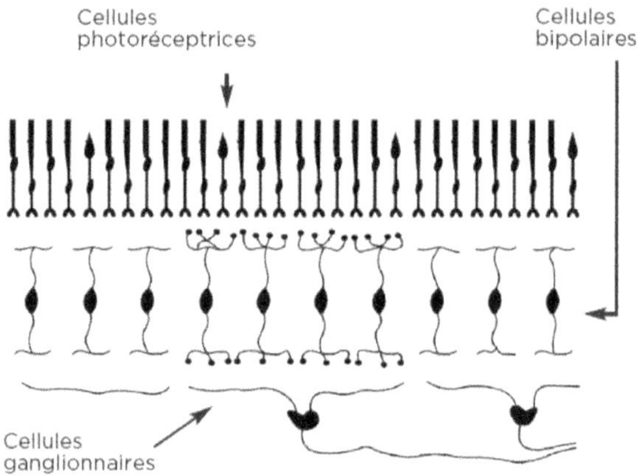

Structure de la rétine avec ses différentes cellules nerveuses

Les cellules photoréceptrices, composantes fondamentales pour la vision, sont des capteurs très perfectionnés et extrêmement sensibles qui absorbent l'énergie lumineuse et déclenchent les signaux nerveux.

Cônes et bâtonnets

Il existe deux types de cellules photoréceptrices : les bâtonnets et les cônes, qui doivent leur nom à leurs formes caractéristiques. Les bâtonnets assurent une vision en noir et blanc quand l'intensité lumineuse est faible (vision nocturne), et les cônes permettent de voir les couleurs quand la lumière est plus vive. La rétine contient environ trois millions de cônes et cent millions de bâtonnets.

Les cônes et les bâtonnets sont pourvus au niveau supérieur du **segment externe** qui absorbe la lumière et produit le signal électrique, et au niveau inférieur d'une **terminaison synaptique** qui transmet les signaux aux autres couches de la rétine.

Les segments externes contiennent tous les deux une membrane photosensible garnie de pigments, qui sont les molécules capables d'absorber la lumière. Les bâtonnets contiennent un pigment rouge, la « rhodopsine », qui blanchit à la lumière du jour, ce qui explique leur insensibilité durant la journée. Quant aux cônes, la rétine humaine en possède trois types différents, chacun contenant un pigment dont le maximum d'absorption se situe dans les faibles (le bleu), les moyennes (le vert) ou les grandes longueurs d'onde (le rouge) du spectre visible. C'est là la base de la vision des couleurs et son aspect trichromatique

Fig. 57

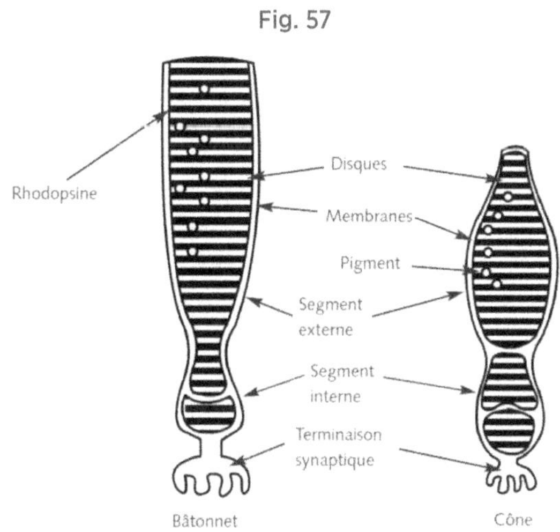

Structure de la rétine : les cônes et les bâtonnets

Ces différentes données sont ensuite transmises directement par les cellules bipolaires aux cellules ganglionnaires, qui transforment l'information reçue avant de l'injecter sous forme d'impulsions électriques dans le nerf optique. La transformation effectuée dans cette dernière couche de cellules modifie le caractère trichrome (rouge-vert-bleu) de l'information en un système composé de trois couples de données opposées : rouge-vert, bleu-jaune, noir-blanc. Notons que ce codage du système visuel ressemble étrangement à celui utilisé dans les télévisions couleur.

Le transfert de l'information

De l'œil au cerveau

L'information reçue par les cônes et les bâtonnets, transformée au niveau des autres couches de neurones de la rétine, est transférée au cerveau (le cortex) par le canal du nerf optique. Sur le chemin entre l'œil et le cortex se trouve ce qu'on appelle le **corps genouillé latéral**. Il s'agit d'un relais très important pour la vision des couleurs dont le rôle est d'une part d'accentuer et de préciser la répartition des signaux réalisée au niveau des cellules ganglionnaires, et d'autre part d'établir par ses cellules les liaisons avec les fibres allant au cortex cérébral, et plus précisément au cortex visuel primaire. Celui-ci effectue une première analyse de l'information reçue et communique certains messages à d'autres régions du cerveau qui les interprètent et y adaptent notre comportement.

Défauts de réfraction

L'œil peut présenter certains défauts (myopie, hypermétropie, astigmatisme) ou des anomalies, généralement héréditaires, dans la vision des couleurs. Dans ce dernier cas, on rencontre les phénomènes suivants :

- **La dichromasie (dite « daltonisme ») :** cette anomalie visuelle se caractérise par l'incapacité de distinguer certaines couleurs. En fonction de la nature des couleurs auxquelles le sujet est insensible, on distingue les « protanopes » qui sont insensibles au rouge, les « deutéranopes » qui sont insensibles au vert et les « tritanopes » qui sont insensibles au bleu.
- **L'achromatopsie :** cette anomalie visuelle se caractérise par une cécité totale aux couleurs. Le sujet perçoit son environnement en noir et blanc, avec les niveaux de gris. Cette anomalie provient d'un dysfonctionnement des cônes.

Le transfert de l'information non visuelle

Comme nous l'avons signalé au chapitre 3, **David Berson** de la Brown University a découvert en 2002 que certaines cellules ganglionnaires de la rétine interne (derrière les cônes et les bâtonnets) contenaient un pigment photosensible appelé mélanopsine. Ce pigment permet à l'œil de transmettre également de la lumière via un système non visuel et d'assurer une série de fonctions comme la synchronisation des rythmes biologiques par la lumière, le cycle veille/sommeil, la vigilance et la constriction pupillaire, fonctions distinctes de la perception visuelle des images[70].

NOTES

1   Cité dans Liberman, J., *Light, Medecine of the future*, Rochester, Bear and Company, 1991.

2   Dossier « Lumière et santé » in *BioContact*, n° 113, avril 2002.

3   *Idem.*

4   Liberman, J., *Light, Medecine of the future, op. cit.*

5   *Daylighting and Human Performance*, The Pacific Gas and Electric Company, 20 août 1999.

6   Hathaway, W. E. *et al., A Study Into the Effects of Light on Children of Elementary School Age – A Case of Daylight Robbery*, Canada, Alberta Education, 1992.

7   Liberman, J., *Light, Medecine of the future, op. cit.*

8   Hutchings, N., *La « mal-illumination » est aussi inquiétante que la malnutrition*, association L'Art de voir, Rognes, 2002.

9   *Idem.*

10 Goldbeter, A., *La Vie oscillatoire. Au cœur des rythmes du vivant*, Paris, Odile Jacob, 2010.

11 *Idem.*

12 *Idem.*

13 De Prins, J., « Comment définir un rythme par une méthodologie scientifique » in *Les rythmes. Lectures et Théories*, Paris, L'Harmattan, 1992.

14 Détry, H. *et al., La Chronobiologie. La vie a le sens du rythme*, Service interentreprises de médecine du travail de Roanne, 2000.

15 Challamel, M.-J. *et al., Rythmes biologiques, synchronisation et désynchronisation*, Centre d'exploration neurologique, Centre hospitalier Lyon-Sud, Lyon, 2001.

16 Dubuc, B., *Le Cerveau à tous les niveaux*, publication en ligne : http://lecerveau.mcgill.ca.

17 *Idem.*

18 *Idem.*

19 Kheav, D. *et al.*, *Rythmes biologiques , le cycle veille-sommeil*, étude Académie de Versailles, mars 2000.

20 Freyheit, S., *La Luminothérapie et ses principales applications*, thèse de doctorat, université Henri Poincaré-Nancy I, 2009.

21 *Idem.*

22 *Idem.*

23 Touitou, Y., *Désynchronisation de l'horloge interne, lumière et mélatonine*, unité de Chronobiologie, fondation A. de Rothschild, 2011.

24 *Idem.*

25 Étude INSEE, 2008.

26 Hébert, M., *Développement de stratégies de contrôle de l'expression lumineuse pour faciliter l'adaptation au travail de nuit*, université Laval, Centre d'études des troubles du sommeil, Canada, 2004.

27 Eustache, I., *Trop de lumière tue les travailleurs nocturnes*, magazine *e-Santé.fr*, mars 2004.

28 Smith, M. R. *et al.*, « Shift work: health, performance and safety problems, traditional countermeasures, and innovative management strategies to reduce circadian misalignment » in *Dove Press journal, Nature and Science of Sleep*, 26 septembre 2012.

29 *Idem.*

30 International Association of Athletics Federations, *Comment neutraliser le syndrome du décalage horaire*, Monaco, 1988.

31 A. Van Gompel *et al.*, *Conseils de santé pour voyageurs*, IMT/ITG, édition 2012-2013, Medasso-Multimedia Belgium n.v.

32 R. Poirrier *et al.*, *La Luminothérapie et la photothérapie*, publié sur le site www.lumino-therapy.com.

33 Lavoie, M.-P., *Évaluation de la photosensibilité rétinienne dans le but d'élucider le dérèglement neurochimique à l'origine du trouble affectif saisonnier et les mécanismes biologiques de la luminothérapie*, thèse présentée à la Faculté des études supérieures de l'université Laval, 2007.

34 *Idem.*

35 OSR Médical, *Trouble du rythme circadien du sommeil*, publication en ligne : http://www.osrmedical.com/abc-du-sommeil/division-diagnostic/trouble-du-rythme-circadien-du-sommeil/.

36 Van Reeth, O., *Stress de l'horloge biologique et troubles du sommeil*, Centre d'étude des rythmes biologiques, hôpital Érasme, Université libre de Bruxelles, publication en ligne : http://www.bien-dormir. be/2011/07/04/stress-de-l'horloge-biologique-et-troubles-du-sommeil/.

37 Freyheit, S., *La Luminothérapie et ses principales applications, op. cit.*

38 *La Luminothérapie. Fondements médicaux*, document Medi-Furst, Genève, 2002.

39 *La Luminothérapie : pourquoi et comment ?*, document Medi-Light, Valotaina, Helsinki, 2003.

40 *Idem.*

41 Freyheit, S., *La Luminothérapie et ses principales applications, op. cit.*

42 Terman M. *et al.*, « Bright Light Therapy: Side Effects and Benefits Across the Symptom Spectrum » in *The Journal of Clinical Psychiatry*, novembre 1999.

43 Rachid F. *et al.*, « Luminothérapie et troubles affectifs saisonniers dans la pratique clinique » in *Revue médicale suisse* n° 550, septembre 2003.

44 *Effets physiologiques de la lumière : régulation du sommeil, de l'humeur et de l'énergie par la lumière*, document Philips N.V., octobre 2009.

45 Vandewalle, G., *Le Bleu contre le blues saisonnier*, publication en ligne : http://reflexions.ulg.ac.be.

46 Melanson, Y. *et al.*, *Une lumière bleue pour régulariser l'horloge biologique des travailleurs et des automobilistes fatigués*, Innovation Canada, 2012, publication en ligne : http://www.marketwired.com.

47 Les lunettes PSIO, informations tirées du site www.psio.com.

48 *Idem.*

49 Krsmanovic, S. *et al.*, *A Test of The Efficacy of PSIO Glasses for Inhibit the Melatonin Production*, Lasnes, octobre 2013.

50 Lehnert *et al.*, « Blue Light Improve Cognitive Performance » in *Journal of Neural Transmission*, département de psychiatrie et psychothérapie, Université d'Erlangen-Nuremberg, 2007.

51 « Coup de projecteur sur la lumière », article publié dans le magazine en ligne : www.maisonscreoles-magazine.com

52 *L'Importance de la lumière naturelle*, Velux SA, publication en ligne : www.velux.fr/particuliers/idees/habitat_et_lumiere.

53 *Idem.*

54 Evangelista, S., *Pousser la lumière naturelle au cœur des bâtiments*, Médiacom, 2010.

55 La Compagnie du ciel, *Le Système Parans*, publication en ligne : www.parans.fr.

56 « Coup de projecteur sur la lumière », article publié dans le magazine en ligne www.maisonscreoles-magazine.com.

57 Cité dans Gielen, N., « École *In der Alten Frost* : Une leçon d'apprentissage » in *Lumière, santé et bien-être*, dossier Philips.

58 Viola, A. U. *et al.*, « Blue-Enriched White Light in the Workplace Improves Self-Reported Alertness Performance and Sleep Quality » in *Scand J. Work Environ Health*, 2008.

59 Knoo, M., *Un éclairage adapté aux personnes âgées*, dossier Philips.

60 *Idem.*

61 Riemersma-van der Lek R. F. *et al.*, *Effect of Bright Light and Melatonin on Cognitive and Noncognitive Function in Elderly Residents of Group Care Facilities: a Randomized Controlled Trial*, Netherlands Institute for Neurosciences, Royal Netherlands Academy of Arts and Sciences, Amsterdam, JAMA, 11 juin 2008.

62 *Jouez sur les différents modes d'éclairage*, document EDF, Paris, 2004.

63 *Guide pratique et technique de l'éclairage résidentiel*, Centre scientifique et technique de la construction (CSTC), Bruxelles, 2011.

64 *Éclairez-vous bien*, document EDF, Paris, 2002.

65 La Compagnie du Ciel, *Le Système Sky Factory*, publication en ligne : www.skyfactory.fr.

66 *Idem.*

67 « Les couleurs, pas seulement pour l'ambiance » in *Travail et bien-être*, n° 5, Bruxelles, Éditions Prevent, décembre 1999.

68 *Idem.*

69 De Herde, A. et al., *L'Éclairage naturel des bâtiments*, ministère de la Région wallonne, 2001.

70 *Effets physiologiques de la lumière : régulation du sommeil, de l'humeur et de l'énergie par la lumière*, document Philips N.V., octobre 2009.

GLOSSAIRE

Axone : prolongement du neurone qui conduit le signal électrique du corps cellulaire vers les zones synaptiques.

Bates (méthode de) : méthode de rééducation de la vue sans l'usage de lunettes découverte par l'ophtalmologiste Bates dans les années 1920 aux États-Unis.

Bâtonnets : cellules photoréceptrices de la rétine qui assurent une vision en noir et blanc quand l'intensité lumineuse est faible.

Blues de l'hiver (ou *winter blues*) : fatigue saisonnière également connue sous le nom de sous-syndrome DAS (ou sub-DAS). Il s'agit d'une variante bénigne du Désordre affectif saisonnier (DAS), ou dépression hivernale, qui se produit généralement entre septembre et mars, pendant les jours les plus courts de l'année.

Chromothérapie : méthode qui consiste à soigner des maladies à l'aide de la couleur (ou plus exactement des vibrations colorées). D'une manière plus générale, la chromothérapie concerne l'étude et l'application des vertus thérapeutiques attribuées depuis des siècles aux couleurs.

Chronobiologie : discipline scientifique qui étudie l'organisation temporelle des êtres vivants, des mécanismes qui en assurent la régulation (contrôle, maintien) et de leurs altérations. Cette discipline traite essentiellement de l'étude des rythmes biologiques.

Cônes : cellules photoréceptrices de la rétine qui assurent la vision des couleurs quand l'intensité lumineuse est suffisante. La rétine en possède trois types différents, chacun contenant un pigment dont le maximum d'absorption se situe dans les faibles (le bleu), les moyennes (le vert) ou les grandes longueurs d'onde (le rouge) du spectre visible.

Contraste de couleurs : effet relatif à l'opposition de deux couleurs différentes dont la perception est soit simultanée (juxtaposition spatiale), soit consécutive (juxtaposition temporelle).

Corps noir : corps qui absorbe complètement toutes les radiations incidentes et émet un spectre caractéristique en fonction de la température à laquelle il est porté.

Couleurs complémentaires : couleurs diamétralement opposées sur le cercle chromatique. Le rouge est ainsi complémentaire du vert.

Couleurs primaires : couleurs qui ne peuvent pas être obtenues par le mélange d'autres couleurs. Il s'agit du jaune, du bleu et du rouge.

Couleurs secondaires : couleurs obtenues à l'aide du mélange égal des couleurs primaires entre elles. Il s'agit du vert, du violet et de l'orange.

Couleurs tertiaires : couleurs obtenues par le mélange des couleurs voisines sur le cercle chromatique.

Dendrite : prolongement ramifié d'un neurone le reliant aux neurones voisins.

Dichromasie (ou daltonisme) : anomalie visuelle qui se caractérise par l'incapacité de distinguer certaines couleurs.

Éclairement : unité de mesure d'éclairage qui caractérise la quantité de lumière reçue par une surface. L'éclairement se calcule par le rapport entre le flux lumineux reçu et l'aire de cette surface. Son unité est le lux, équivalent à 1 lm/m^2. L'éclairement dépend de l'intensité de la source lumineuse, de la distance entre la source et la surface éclairée et de son inclinaison par rapport aux rayons lumineux.

Flux lumineux : évaluation, selon la sensibilité de l'œil, de la quantité de lumière rayonnée dans tout l'espace par une source lumineuse. En d'autres termes, c'est la quantité de lumière fournie par une lampe. Il s'exprime en lumens (lm).

Horloge biologique : système interne qui règle les activités de tout être vivant selon divers facteurs extérieurs comme l'ensoleillement, la température ou même, pour certaines espèces, la lune et les marées.

Hypersomnie : trouble neurologique caractérisé par un sommeil profond ou excessif. Les individus souffrant de ce type de trouble ont du mal à se lever le matin et sont fatigués la journée, sans forcément être somnolents.

Hypothalamus : partie du cerveau qui orchestre le lien entre système nerveux et système hormonal.

Infrarouge : rayonnement de longueur d'onde supérieure au domaine visible, c'est-à-dire dont la valeur est supérieure à 780 nm.

Insomnie : trouble du sommeil qui se caractérise par une difficulté à dormir suffisamment, au point où cela entrave les activités de la vie courante (somnolence, moins bonne attention, irritabilité, etc.).

Jetlag : ensemble des symptômes liés au décalage horaire. Ils apparaissent lors de voyages traversant plusieurs fuseaux horaires (au minimum quatre) et se caractérisent essentiellement par des difficultés à l'endormissement, des insomnies, une somnolence diurne, des maux de tête ou des troubles digestifs.

Lumière plein spectre : lumière dont la répartition des énergies émises présente un profil de distribution semblable à la lumière solaire.

Luminance : rapport entre l'intensité lumineuse émise par une source dans une direction et la surface apparente de la source lumineuse dans la direction considérée (cd/m^2). La luminance d'une surface mesure la quantité de lumière renvoyée par cette surface et perçue par l'œil. Elle dépend de l'éclairement de cette surface, de son coefficient de réflexion et de sa brillance.

Luminothérapie : méthode thérapeutique récente, sans usage de médicaments (non pharmacologique), dont le principe d'action repose sur sa capacité d'influencer, grâce à une exposition du patient à une lumière intense, l'activité de la partie du système nerveux central qui gère les rythmes circadiens, à savoir l'épiphyse (ou glande pinéale). La luminothérapie permet en particulier de traiter efficacement des troubles comme la dépression saisonnière ou le jetlag.

Mélatonine : il s'agit d'une hormone produite par la glande pinéale (également appelée épiphyse). La sécrétion de mélatonine est inhibée durant le jour et stimulée durant la nuit, le maximum étant atteint vers 2 ou 3 heures du matin. C'est par l'intermédiaire de la mélatonine que l'épiphyse informe le cerveau sur les durées relatives des heures d'obscurité et d'éclairage sur une période de 24 heures (cycle journalier), mais aussi pendant toute l'année (cycle saisonnier).

Neurone : cellule excitable constituant l'unité fonctionnelle de base du système nerveux. Les neurones assurent la transmission d'un signal bioélectrique appelé influx nerveux.

Rythme biologique : variation périodique de l'intensité d'une activité physiologique ou d'un phénomène biologique.

Rythme circadien : rythme biologique correspondant à une période d'environ 24 heures.

Rythme infradien : rythme biologique correspondant à une période supérieure à 28 heures. C'est le cas par exemple du rythme de 28 jours pour les sécrétions hormonales chez la femme ou des rythmes annuels de migration des oiseaux ou d'hibernation des ours.

Rythme ultradien : rythme biologique correspondant à une période inférieure à 20 heures. Par exemple : quelques secondes pour le rythme cardiaque à 90 minutes pour le sommeil paradoxal.

SAD : acronyme de *Seasonal Affective Disorder* ou Trouble affectif saisonnier (TAS) en français. Le SAD est une dépression saisonnière qui touche en France de 3 à 5 % de la population, tandis que sa forme atténuée (son « sous-syndrome ») concerne de 15 % à 20 % de la population.

Synapse : zone de contact fonctionnelle qui s'établit entre deux neurones.

LES BONNES ADRESSES

Sur Internet

Des conseils de santé

International Travel and Health WHO (« Voyages internationaux et santé », OMS) 2014 : www.who.int/ith

The Yellow Book Health Information for International Travel, CDC, 2012 : wwwn.cdc.gov/travel/contentYellowBook.aspx

Les fabricants de dispositifs de luminothérapie

Lunettes de luminothérapie : www.luminette.be

Lunettes PSIO : www.psio.com/fr/index.htm

www.davita.fr

www.lumie.com

www.day-lights.com

www.innojok.fi

www.valotaina.fi

www.dayvia.com

www.philips.com

www.philips.fr/c/light-therapy/38724/cat/

Les distributeurs et conseillers en luminothérapie

Elecomac Division Santé
Pole 2000, Le Mail, BP 113, 07131 Saint-Péray Cedex
Tél. : +33 (0)4 75 81 85 40
Fax : (0)4 75 81 85 41
www.elecomac.com

L'Essentiel sarl
20, passage Saint-Sébastien, 75011 Paris
Tél. : +33 (0)1 40 09 10 70
www.lumino.fr

NMMedical
141, avenue de Verdun, 92441 Issy-les-Moulineaux Cedex
Tél. : +33 (0)1 55 00 00 18

Medi-lum
Faubourg de l'Hôpital 31, 2000 Neuchâtel, Suisse
Tél. : +41 (0) 32 710 18 48
www.medi-lum.ch

G&H Research
Rue Félix-Bovie 20, 1050 Bruxelles, Belgique
Tél. : +32 (0) 23 75 50 46
www.gh-research.com

Orientations Nova
111, 2e rue Est, Amos, Québec, Canada J9T 3G9
Tél. : (866) (0) 56 66 682
www.orientationsnova.com

Centre européen d'information sur la luminothérapie
Division Bien-être & santé
Pôle 2000, BP 113, 07131 Saint-Peray cedex
Tél. : +33 (0)4 75 81 85 40
www.luminotherapy.com

LuminEssence
Centre de luminothérapie
Rue des Coteaux 20, 4800 Verviers, Belgique
Tél. : +32 (0)4 78 62 16 15
www.luminessence.be

Northern Light Technologies
8971 Henri-Bourassa West, Montréal, Québec, Canada H4S 1P7
www.northernlighttechnologies.com/contact.php

Les centres hospitaliers en luminothérapie

Centre hospitalier Sainte-Anne
Clinique des maladies mentales et de l'encéphale (CMME), Paris

Hôpital du Sacré-Cœur de Montréal
Centre d'étude du sommeil et des rythmes biologiques, Montréal, Canada

CHU Liège
Centre d'étude des troubles de l'éveil et du sommeil, Liège, Belgique

Centre de recherche de l'Institut universitaire en santé mentale de Québec
Université Laval, Québec, Canada

Les luminaires

Paul Cocksedge
2A, Brenthouse Road, Soloman's Yard, London E9 6QG, Royaume-Uni
Tel: +44 (0) 208 985 0907
www.paulcocksedge.co.uk

Violet
8, rue du Dahomey, 75011 Paris
Tél. : +33 (0)1 55 25 52 50
E-mail : info@violet.net
www.violet.net/index.jsp

Ozone
53, rue Notre-Dame-de-Nazareth, 75003 Paris
Tél.: +33 (0)1 53 01 93 01
E-mail : info@ozonelight.com
www.ozonelight.com

Ingo Maurer GmbH
Kaiserstrasse 47, 80801 Munich, Allemagne
Tél. : +49 (0)89 381 606 0
Email : info@ingo-maurer.com
www.ingo-maurer.com

Jetnet-design
49, impasse de la Jarzy, 63112 Blanzat
Tél. : +33 (0)4 73 87 28 81
www.decofinder.com/pp38460/Jetnet_Design.html

Artemide France
52, avenue Daumesnil, 75012 Paris
Tél. : +33 (0)1 43 44 45 42
www.artemide.com

Lightricity
Chaussée de Waterloo 1092, 1180 Bruxelles, Belgique
Tél. : +32 (0)2 53 82 330
www.lightricity.be

BIBLIOGRAPHIE

Bergmann S. H. A., *Light and Health*, symposium « Proceedings », Eindhoven University of Technology, novembre 2002

Jouet, B., *La Dépression saisonnière : une histoire de lumière et de mélatonine*, publication en ligne : www.world-medicalclinic.com

Klotsche, C., *Color Medecine*, Light Technology Publishing, Sedona, 1993

Loisos, G., *Daylighting in Schools*, The Pacific Gas and Electric Company, 20 août 1999

McCloud, K., *L'Éclairage dans la maison*, Paris, Armand Colin, 1995

INDEX

Luminance 132, 167
Luminothérapie 9, 42, 43, 49, 54, 57, 58,
59, 60, 63-74, 76, 78, 80, 168, 179

M

Mal-illumination 16, 18
Mélatonine 29, 31, 32, 35, 42, 43, 46-48,
55, 58, 66, 67, 71, 77, 78, 80, 168

N

Neurone 21, 28, 30, 34, 158, 160, 165,
166, 168

P

Palming 19, 20
Période 13, 21, 23-26, 32, 41, 49, 50, 51,
61, 168
Photopériode 47, 49
Photorécepteurs 33, 34
Photosynthèse 14, 126
Pollution lumineuse 17
Protéines 29

R

Réflexion 132, 146, 147, 167
Réfraction 124, 146, 148, 150, 157, 160
Rétine 19, 32-34, 42, 49, 67, 68, 73, 124,
155, 157-161, 165
Rythme
    biologique 23, 45, 168
    circadien 21, 24-26, 32, 33, 37-39, 42,
    43, 52, 54, 55, 58, 59, 68, 98, 168
    infradien 24, 168
    ultradien 24, 168

S

SAD (Seasonal Affective Disorder) 47,
48, 52, 168
Sérotonine 48
Synapse 168
Synchroniseurs 26, 32, 37, 38

T

TAS (trouble affectif saisonnier) 47-49
Transmission (lumière) 149

U

Ultraviolets 17, 61, 64, 67, 105, 125, 126

Dans la même collection

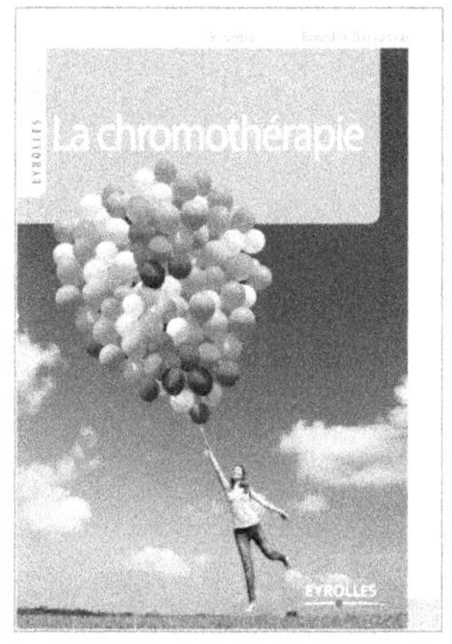

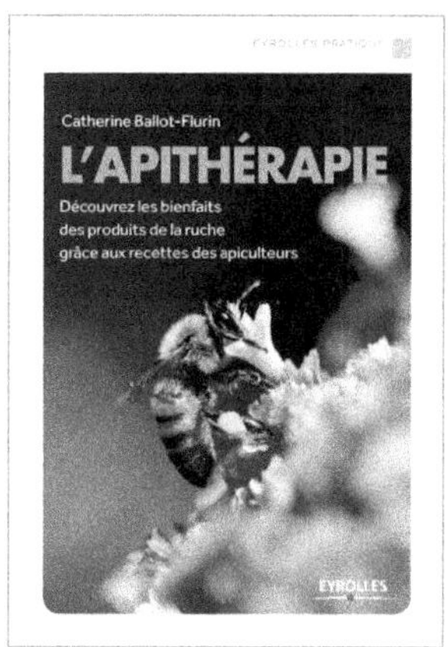

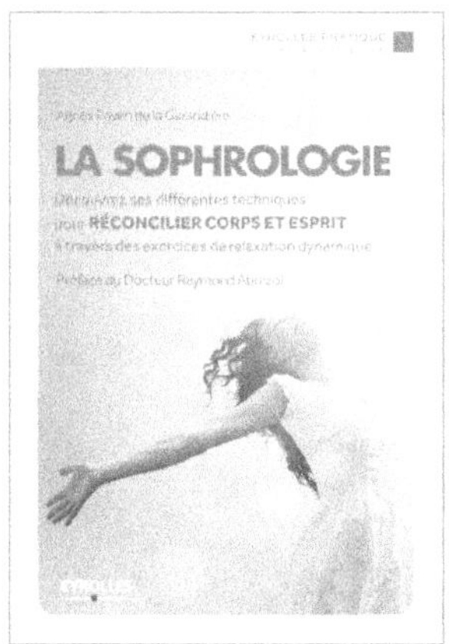

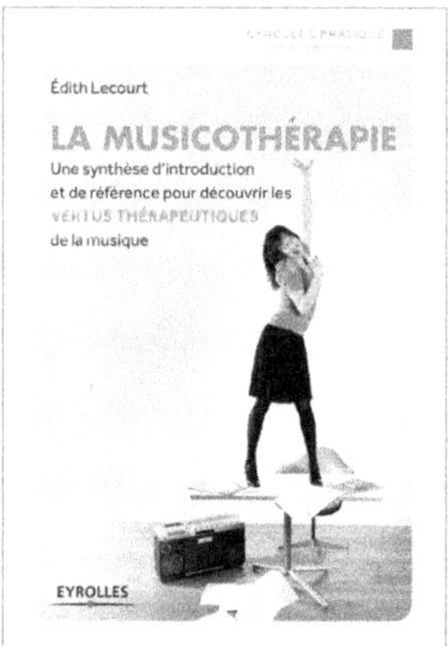

Dépôt légal : septembre 2014
Imprimé en Allemagne par BoD

www.ingramcontent.com/pod-product-compliance
Lightning Source LLC
LaVergne TN
LVHW051157060726
842526LV00014B/3236